骨補填材料＆メンブレンの歴史的変遷と最新トレンド

歯槽堤再生のための最適な材料および術式とは？

岩野義弘／小田師巳［監著］　岡田素平太／増田英人［著］

クインテッセンス出版株式会社　2019

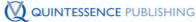

Berlin, Barcelona, Chicago, Istanbul, London, Milan, Moscow, New Delhi, Paris, Prague, São Paulo, Seoul, Singapore, Tokyo, Warsaw

序文

　現代医学の進歩は正に日進月歩であり、最先端の医療知識を追い求めることは医療人としての責務ですが、これまで用いられてきた材料や手技の歴史的背景、開発に至るまでに積み重ねられたエビデンス、あるいはベースとなる機構を知ることもまた、適切な治療法を選択するうえで大切なことだと思います。

　近年インプラント治療は、科学的根拠に基づく長期安定性と適応症の拡大にともない、歯科医療において、なくてはならない治療法として、欠損補綴の重要な選択肢となりました。インプラント体自体の材料学的特性の向上とあわせて、適応症の拡大に大きく寄与してきたのは骨増生法の発展であり、それを可能にしたのが種々の材料学的進歩です。

　そこで著者は、一般社団法人日本インプラント臨床研究会編集の書籍『今読むべきインパクトの高いインプラント80論文＆88症例』(2017年、小社刊)の特集ページにて骨補填材料を、『インパクトの高いインプラント100論文＆80症例 世界の最新64種類メンブレン情報付き』(2018年、小社刊)の特集ページにてメンブレンを取り上げ、それぞれ本邦で薬事承認されているもの、未承認のものを含め、その材料学的特徴を紹介し、関連論文を掲載するとともに、臨床応用について検討しました。本書は、それらのデータをベースとし、さらにさまざ

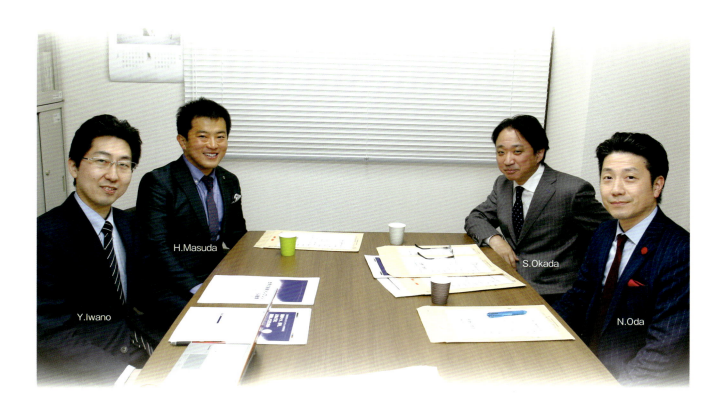

まな骨補填材料、メンブレンの歴史的変遷を紐解き、最新の情報やエビデンスを追加するとともに、3名の優れた臨床医のご協力の下、リッジオグメンテーション、リッジプリザベーション、サイナスフロアエレベーション各治療法について、これらの材料を応用した最新の7症例を掲載しました。

　第一部は、骨補填材料およびメンブレンそれぞれについて、できる限りの情報を包含した歴史年表を掲載するとともに、各材料の開発から特徴に至るまで詳述し、現在日本で認可済みの材料および世界で使用されている材料の便覧としても使えるつくりとなっています。

　第二部は、豊富な症例写真とあわせて、術式のポイント、材料の選択理由、治癒期間と見極め方法、材料選択にあたって留意すべき点について記載しています。

　読者の皆様が、本書を日常臨床の参考書として、また講演・執筆等における情報源としてご活用くだされば幸いです。

　末筆となりましたが、本書の作成にあたりご尽力賜りました著者各位および浅田歯科医院院長・園山 亘氏に深謝申し上げるとともに、編集の機会と多大なるご協力をいただきました、クインテッセンス出版株式会社の山形篤史取締役編集長、浅尾 麗氏に謝意を表します。

著者を代表して
2019年1月吉日

岩野 義弘

目次

第一部
骨補填材料 & メンブレン最新 Topics　　07

骨補填材料およびメンブレンの歴史的変遷
誰がいつ、何を、どのように開発してきたのか　　08
岩野 義弘

最新 Topics ❶　骨補填材料
世界の使用頻度の高い骨補填材料18種類　　17
―術式別臨床応用比較―
岩野 義弘

最新 Topics ❷　メンブレン
世界の最新メンブレン64種類　　33
―術式別臨床応用比較―
岩野 義弘

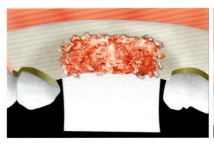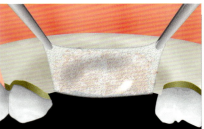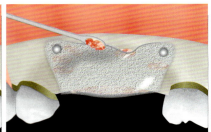

著者一覧　　06
索引　　94

製作協力
　園山 亘（滋賀県開業）

カバーデザイン
　清野 翼（株式会社創英）

本文デザイン
　編集部

本文イラスト
　林 和貴（スタイグル）

※ 本書に記載されている会社名・製品名等は、一般に各社の登録商標または商標です。本文中では©、TM、®等の表示は省略しています。

第二部

歯槽堤再生のための最適な材料および術式とは？
―何を、いつ、どう使う？―　　　　　　　　　　　　　　　　　　　43

Case 1 吸収性メンブレン固定のための骨膜水平マットレス縫合
Bio-Oss S × Bio-Gide　　　　　　　　　　　　　　　44
小田 師巳

Case 2 ラテラルインシジョンテクニック変法を用いたラテラルリッジオグメンテーション
Bio-Oss S × Bio-Gide　　　　　　　　　　　　　　　52
岩野 義弘

Case 3 軟組織のためのリッジプリザベーション
Bio-Oss L & S × 上皮－上皮下結合組織　　　　　　　60
岡田 素平太

Case 4 歯周組織再生療法と同時のリッジプリザベーション
Bio-Oss S × EMD　　　　　　　　　　　　　　　　66
岩野 義弘

Case 5 ソーセージテクニックを用いたサイナスフロアエレベーション
自家骨＋Bio-Oss × Bio-Gide × チタンスクリューピンシステム　74
小田 師巳

Case 6 ラテラルアプローチによるサイナスフロアエレベーション
セラタイト（HA＋β-TCP）× Bio-Gide　　　　　　　82
増田 英人

Case 7 審美領域への抜歯後即時インプラント埋入
Bio-Oss S × BIOMEND　　　　　　　　　　　　　　88
増田 英人

著者一覧・略歴（執筆順）

監著者

岩野 義弘
Iwano Yoshihiro

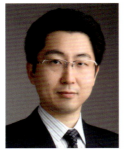

1999年	新潟大学歯学部卒業 日本大学歯学部保存学教室歯周病学講座入局
2012年	学位取得（歯学博士） 岩野歯科クリニック開院
2014年	日本大学歯学部兼任講師（歯周病学）

日本歯周病学会 指導医・専門医
日本口腔インプラント学会 代議員・専門医
アメリカ歯周病学会 会員
OJ（Osseointegration Study Club of Japan）
正会員
日本臨床歯周病学会 認定医
日本インプラント臨床研究会（CISJ）副専務理事・サイエンス委員会委員長

小田 師巳
Oda Norimi

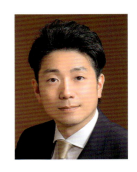

2001年	岡山大学歯学部卒業
2005年	おだデンタルクリニック開業
2006年	医療法人おだデンタルクリニック 理事長
2012年	学位取得（歯学博士）
2018年	岡山大学病院 診療講師

日本口腔インプラント学会専門医
OJ 正会員
日本臨床歯周病学会 関西支部理事
iCEED（Institute for Clinical Expertise and Evidence in Dentistry）主宰

著者

岡田 素平太
Okada Soheita

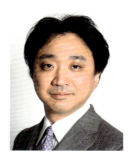

1993年	日本大学松戸歯学部卒業
1998年	オカダ歯科クリニック開業
2001年	医療法人美樹歯会設立 理事長就任
2013年	日本大学松戸歯学部歯科放射線科教室研究講座員

日本歯科放射線学会認定医
日本口腔インプラント学会会員
OJ 理事
EN（Enhancement of New dentistry）東京理事
CID（Center of implant Dentistry）club 理事
ZC（Zurich Club）幹事
先端歯科画像研究会（ADI：Advanced Dental Imaging society）幹事

増田 英人
Masuda Hideto

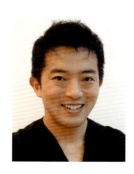

2001年	広島大学歯学部卒業
2008年	ますだ歯科医院開業
2013年	医療法人ライフスマイル理事長
2016年	ICOI（International Congress of Oral Implantologists）フェロー、指導医

EN 会員
CID club 会員

第一部

骨補填材料＆メンブレン最新Topics

※2019年1月現在

骨補填材料およびメンブレンの歴史的変遷

誰がいつ、何を、どのように開発してきたのか

岩野 義弘
Iwano Yoshihiro

骨補填材料の発展と未来

1965年にスクリュータイプのインプラントが最初に臨床応用され、その有効性が世界的に認知されるにつれ、インプラント治療は欠損補綴の重要な手段として、特に1980年代以降著しい発展を遂げてきた。そこには、表面性状の変革を含むインプラント体自体の材料学的特性の進歩もさることながら、さまざまな術式の発展にともなう適応症の拡大が大きく寄与してきた。

現在の1口腔1単位でのトップダウントリートメントにおいて、骨増生は避けては通れない手技であり、適応症の拡大とは、骨増生法の発展とも言える。インプラント治療における骨増生法にはさまざまな術式があるが、多くの場合骨移植術をともなう。移植骨には自家骨以外に他家骨、異種骨、人工骨などがあり、現在さまざまな骨補填材料が臨床応用されている。本章ではまず、各種骨補填材料の歴史的変遷について、それぞれの特徴も含めて解説する(10ページ表1)。

自家骨

骨移植術に用いる移植骨としては自家骨がもっとも古くから用いられており、現在でもゴールドスタンダードとして広く臨床応用されている。自家骨移植術は、移植骨を患者自身の頬棚部、オトガイ部、上顎結節あるいは腸骨等から採取し、骨欠損部へ移植する手法であり、移植骨自体が、骨を形成・発生できる「骨形成能」、骨の存在しない場所で未分化間葉系細胞を骨形成細胞に分化させることにより能動的に骨を作り出す「骨誘導能」、および受動的に骨を形成する場所を提供する「骨伝導能」を有しており、入手可能な移植骨でもっとも信頼性の高いものである。

自家骨は約30％の有機化合物と70％の無機化合物から構成される。有機化合物の90〜95％はタイプⅠコラーゲンで、残りはオステオカルシン、カルシトニン、オステオポンチン等である。無機化合物はリン酸カルシウムで構成され、主に結晶状のハイドロキシアパタイト（hydroxyapataite、以下 HA）の形態で存在する。

移植骨を採取するためには二次的な創傷を形成する必要がある（図1）。それにともなう手術時間の延長や出血、腫脹、疼痛や受容床の変形、神経麻痺等の合併症は、患者の大きな負担となる。こうした理由から代替骨補填材料が用いられるようになり、発展してきた。

同種骨

代替移植骨のうち、もっとも自家骨に近いのは同種骨である。同種骨はヒト屍体の長管骨などを採取し、凍結乾燥して免疫原性などを低下させた後、滅菌過程を経て使用される材料であり、1887年に Poncet が脛骨偽関節への他人の母趾趾節骨移植に成功して以来、120年以上の歴史をもつ手法である[1, 2]。

脱灰凍結乾燥骨(DFDBA：demineralized freeze-dried bone allograft)と凍結乾燥骨(FDBA：freeze-dried bone allograft)の2種類があり、ともに骨伝導能がある。Uristら[3]によりもたらされたDFDBAは、脱灰されているために骨基質からのBMPによる骨誘導能を有する[4]。ただし供給者の年齢や健康状態によってBMPの濃度に大きな差がみられることから、骨誘導能に差があると報告されている[5]。識別できない初期HIV感染提供者からの移植骨提供リスクが最大160万分の1あると報告されるなど[6]、ウイルス感染症や免疫応答を完全に排除できない。また厚生労働省の薬事承認がなされておらず、かつ今後もなされる可能性は低いため、十分な患者への説明と慎重な使用が求められる。

異種骨

骨移植についての初めての記載は、実は異種骨についてであった(1682年、Meekrenがイヌの骨を頭蓋骨欠損へ移植)[7]。異種骨はヒト以外の生体に由来する骨補填材料であり、世界的にさまざまなものが用いられている。もっとも応用されているのはウシ由来無機骨基質Bio-Oss(Geistlich)であり、1986年スイス本国を皮切りに欧州各国で順次販売が開始された後、1994年より北米においても販売が開始され、本邦においても2012年に薬事承認された。Bio-Ossを含むウシ由来の無機骨移植後の骨新生の主体は骨伝導能のみであり、骨誘導能は期待できない。過去に臨床報告はないものの、ウシ骨応用による変異型クロイツフェルト・ヤコブ病発症の危険性を示唆するシステマティックレビューが1編存在するなど[8]、未知の感染を完全に排除はできない。しかし産地も含め管理の徹底された安全な材料であり、本邦でも多くの臨床家に用いられている。また、同じ哺乳類としてウマやブタ由来HA等も臨床応用されている。

約50年前より、海綿動物、紅藻、サンゴ、カタツムリ、ヒトデといった海洋生物等由来の異種骨が調査研究されてきた[9]。なかでもサンゴ由来の炭酸カルシウムを熱水交替反応によりHAに転化させた異種骨は、多孔質で海綿骨に類似した性質をもつことから、古くから臨床応用されてきた。1970年代前半に開発された非吸収性HAであるInterpore200(インターポア)は長年にわたり流通し[10]、1982年より提供されてきた吸収性HAのPro Osteon(Biomet)は、現在でも海外で広く臨床応用されている。

人工骨

● 生体反応性人工材料 バイオセラミックス

生体と反応させて用いる医療材料である。①骨と機械的に結合され、生体内で安定であるもの(アルミナ、

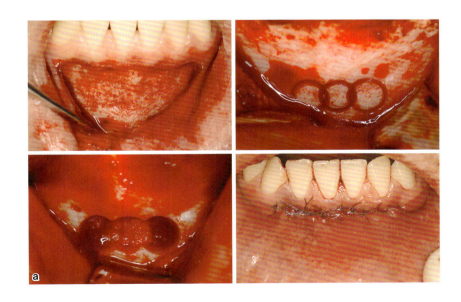

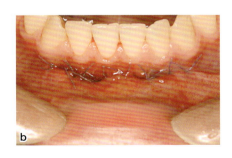

図1　a：オトガイ部からの自家骨採取例。トレファインバーにて自家骨片を、続いてチゼルにて海綿骨を採取する。
b：採取後7日。腫脹が残存している。患者によると、移植部位より採取部位の方が腫脹、疼痛が強かったとのことであった。

カーボン等)、②生体内で吸収され、骨に置換されるもの(リン酸三カルシウム等)、③骨と接触して骨組織と化学的に結合するもの(バイオアクティブガラス、HA等)に分類され、骨補填材料や歯の修復・補綴治療、インプラント治療等、多様な分野で研究開発が進んでいる。

● 人工骨の開発

天然由来の骨以外では、1961年にPeltier[11]が石膏(硫酸カルシウム)を移植したのが最初の報告である。骨補填材料として、従来は金属(ステンレス鋼、コバルトクロム合金、チタン)、ポリマー(シリコン、ポリエチレン、ポリメチルメタクリレート)などが応用されてきた。しかし金属イオンやポリマーの流出、生体親和性の問題などがあり、臨床応用は広がらなかった。

生体の骨補填材料に対する組織反応は、外科的処置時の組織損傷に対する反応、生体内の過酷な環境による酸化、加水分解による材料の劣化、繰り返し応力による材料の損傷、疲労、腐食などが挙げられる。セラミックスは生体内における安定性と生体親和性が高いことから、移植材として発展を遂げてきた。

最初に研究開発されたバイオセラミックスは1970年代のアルミナ多孔質セラミックス(KlawitterとHulbert)[12]、カーボン(Grenobleら)[13]、バイオガラス(Henchら)[14]で、これ以降、人工材料への期待が高まっていく。

● バイオアクティブガラス

$CaO-Na_2O-SiO_2$系のガラスと骨が結合することを報告したのは、Henchら(1971年)が最初である[14]。Henchらはこのガラスをバイオガラス(bioglass)、骨と結合する材料を生体活性材料(bioactive materials)と名付けた。その後、Brömerら、Vogelらによる組成改良を経て、CeravitalやBioveritなどが開発された。また機械的強度の低いバイオアクティブガラスの弱点を補うべく、1982年小久保ら[15]がガラスセラミック

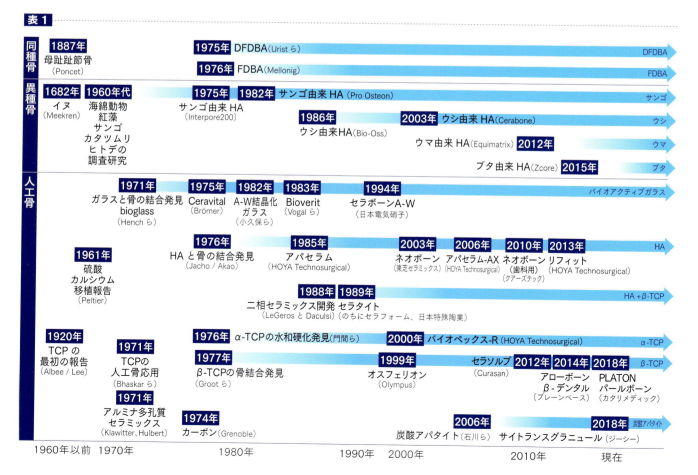

表1

スのアパタイト‐ウォラスナイト（A-W）結晶化ガラスを開発し、1994年より多孔質 A-W 結晶化ガラスが cerabone A-W（日本電気硝子）として臨床応用された。

バイオアクティブガラスは、表面反応性シリカ、カルシウム、リン酸のグループが存在することによって、直接骨と結合するセラミックスであり、その開発は後のさまざまな材料の開発に大きな影響を与えた。

● ハイドロキシアパタイト（HA）

ハイドロキシアパタイト（HA、$Ca_{10}(PO_4)_6(OH)_2$）は、生体骨の無機質主成分であるリン酸カルシウムの一種であり、人工的に合成した HA が生体骨と直接結合することが、1976年に米国の Jacho[16]と日本の Akao ら[17]によって示された。HA セラミックスの優れた生体親和性が証明されたことで、人工骨補填材料としての実用化開発が加速していったのである。

特に本邦においては、薬事承認された安全な骨補填材料が少ないため、世界をリードして人工材料の研究開発が進んでいった。特にこの分野を牽引したのが、HOYA Technosurgical 社である。1985年、アパセラムが厚生労働省に承認され商業生産が始まると、そのスピードはより加速した。HA は生体親和性が高く、吸収せずに骨とよく結合する。当初は HA を緻密体に焼結させた構造であったが、それでは周辺骨と物性が異なることから、1990年代になると多孔構造を有する構造体が開発された。しかしながら理想的な新生骨形成がなされなかったため、より深部気孔に至る新生骨形成を期待した材料の開発が行われた。

1990～2000年代にかけ、気孔間の連通性に主眼をおいた開発がなされた結果、75～85％の高気孔率あるいは超高気孔率を有し、高い気孔間連通性をあわせもつ骨補填材料が開発された。これらは移植後、早期に気孔内で旺盛な新生骨形成を示し、かなり早い段階で気孔内骨が形成され、周囲骨と一体化するものである。さらにはアパセラム -AX のように、HA でありながら緩徐な吸収を示す商品も開発、臨床応用された[18]。

連通孔が一方向に配孔されており、血液等の体液が速やかに侵入できる HA 配向性連通多孔体をもつ製品や、近年では、実際の骨の階層構造が無機質の HA と有機質のコラーゲンの２つの細胞外基質からなることに着目し、HA と生体材料であるコラーゲンを混合して線維状にした、これまでにない弾力性をもつ骨補填材料リフィット（HOYA Technosurgical）[19]が開発・臨床応用されるようになった。

● リン酸三カルシウム（TCP）

リン酸三カルシウム（TCP：tricalcium phosphate、$Ca_3(PO_4)_2$）の置換性材料としての最初の報告は、1920年、Albee[20]によるとされているが、人工骨としての応用は Bhaskar らによる1971年の報告[21]に始まる。当初は強度の低い多孔質体が開発され、次いで緻密焼結体の開発が始まった。TCP は HA と比べて体液中で分解吸収性が高い材料であり、低温安定性の β-TCP と高温安定性の α-TCP とがある。TCP は分解過程でカルシウムイオンとリン酸イオンが TCP 基質の代替骨から放出され、それを基にして新生骨形成がなされるため、HA に比べて骨治癒が早いとされている[22]。

β-TCP は、1977年 Groot らが骨と結合することを発見してから開発が始まった。その流れは1999年のオスフェリオン（オリンパス光学工業）の発売で加速した[23]。HA や既存の TCP では、骨に吸収置換されにくいため、最終的に自家骨へと置き換わることのできるセラミックスを目指して開発が進み、合成された高純度 β-TCP 粉末に界面活性剤および気泡安定剤を加えて焼成することで、連通する100～400 μm のマクロ気孔とミクロ気孔をあわせもつ表面積の広い吸収性骨補填材料が発売された。さらに β-TCP 多孔体は体液に触れると加水分解による吸収を受けるとともに、移植後速やかに破骨細胞の貪食を受けることが分かり[24]、その後の製品開発へとつながった。高気孔率をもった分圧縮強度が下がり、適切な免荷が必要となるため、75％の高気孔率を維持しつつ圧縮強度を5～6 MPa へと高めたものや、気孔率を60％と抑えることで15MPa と高い圧縮強度をもつなど、高い骨親和性と初期硬度をあわせもつ材料が開発されている。

HA と β-TCP 双方の利点を取り入れるべく、1988

年、LeGerosとDaculsiはHAとβ-TCPの二相焼結体を開発した。本邦では1989年、「セラタイト」（日本特殊陶業）の名で提供された。現在は、「セラフォーム」の商品名で臨床応用されている。

β-TCP多孔体は、細胞伸展の良好な足場として機能し高い骨伝導能を示す材料であるが、他の人工材料と同様に骨誘導能はない。そこでβ-TCP多孔体上にステムセルを播種したものやβ-TCPに骨形成を促進する生理活性物質を複合化した製品も開発されている。

α-TCPは、門間ら[25]が1976年に水和硬化を発見して以来、特に生体活性骨ペーストとしての研究開発が進められてきた。骨とよくなじむHAやβ-TCPといった焼結型骨補填材料は、利点も多いが複雑な形状の骨欠損に対応するのが困難という場合もあり、そうした形状に対応できるよう、ペースト状のα-TCPが開発されてきたのである。リン酸カルシウム系の粉体と水系の硬化液を混和することで水和硬化反応が起こり、移植後に低結晶性の骨類似HAに転化する生体活性が高い材料であり、骨と直接結合することができる。骨との界面において、徐々に新生骨へと吸収置換される。2000年より市場提供され、硬化時間などさまざまな改良を経て現在なお臨床において使用される。またα-TCP多孔体の設計、提案もなされている[26]。

● 炭酸アパタイト

2018年、炭酸アパタイトを主成分とする骨補填材料が、インプラント領域に用いる人工骨としては初めて厚生労働省の承認を受けて発売された。骨の無機主成分のHAは、リン酸基が炭酸基によって4～8％置換され、炭酸基の置換量の増加にともない生体内において吸収が亢進することが報告されていることから[27]、より実際の骨に近い組成で、新生骨へと吸収置換する骨補填材料として開発が進められた。

やや低い気孔率とやや高い圧縮強度を有し、β-TCPよりも緩徐に吸収されるが、HAのように骨内に残らない骨補填材料とされる。

＊　＊　＊

欧米や他のアジア諸国では、いまだ自家骨や他家骨の使用頻度が高く、人工骨はあまり用いられていない。法制上他家骨が使いにくく異種骨も最近まで承認されていなかった本邦は、世界でもっとも人工骨が臨床応用されており、製品開発においても世界の最先端を走っている。1980年ごろはほぼ自家骨が選ばれていたが、近年では人工骨が高い割合で選択されるようになり、骨移植術における患者の負担は大きく軽減された。世界に先駆けて超高齢社会を迎えたわが国では、ますますその重要性が高まっている。

しかしながら、いまだ骨誘導能をもつ人工骨はない。組織再生には「cells（細胞）」「signal molecules（シグナル分子）」「scaffold/matrix（足場）」の3つの要素が必要である。HAやβ-TCPなど連通気孔構造を有する人工骨に骨新生促進能を有する薬剤を複合化したり、人工骨の微細な気孔内にステムセルという各種細胞の担持を試みる研究等が盛んに行われており[28]、骨補填材料のさらなる発展が期待される。

メンブレンの発展と未来

今日のインプラント治療において、GBR法（guided bone regeneration、図2）は不可欠な治療法である。本法はGTR法（guided tissue regeneration）の原理を骨組織のみに適応した手法であり、メンブレンで骨欠損部を被覆することにより、上皮細胞ならびに結合組織由来細胞の侵入を防ぎ、骨芽細胞による骨新生の時間的猶予を獲得し、場を提供することで骨増生を行う[29]。

メンブレンには、生体親和性、細胞遮断性、組織統合性、スペースメイキング能力、操作性の高さといった特性が求められる[30]。多くの場合、スペースメイキングとメンブレンの保持のため、前項で述べた自家骨あるいは種々の骨補填材料の移植が行われるとともに、その骨誘導能あるいは骨伝導能を利用した骨増生がなされる（図2c、d）。以下、メンブレンがどのように開発、

臨床応用され、今後どのような発展が期待されるのか、各種製品の特徴も含めて解説する（次ページ表2）。

● 生体遮断膜：メンブレンの開発

1976年Melcherは、歯周組織再生について、「歯周外科治療後の歯根面に、最初に付着・増殖してくる細胞がその後の治癒形態を決める。上皮細胞、結合組織由来細胞、骨由来細胞および歯根膜由来細胞のうち、歯根膜由来細胞が歯根表面に到達・増殖した場合にのみ歯周組織再生は起こる」という仮説[31]を立てた。この仮説に基づき、1982年にNymanら[32]がGTR法を最初に報告した。ここでは、11mmのアタッチメントロスを生じた下顎前歯の歯根面にミリポアフィルターを設置し、歯周組織再生の場を確保した。3ヵ月後に組織切片を採取、組織学的解析を行ったところ、歯根膜由来細胞が歯根面に再付着していることが観察された。これにより、メンブレンを用いることで上皮あるいは結合組織由来細胞を排除して、選択的に特定細胞を増殖させることが可能であることが示された。メンブレンは、当初ミリポアフィルターが用いられたが、衣類用の素材として開発された延伸多孔質ポリテトラフルオロエチレン（ePTFE：expanded polytetrafluoroethylene）が医科領域で応用され始めたことから、歯科領域でも用いられるようになり、すぐにGTR法におけるメンブレンの主流となった。

GTR法に使われていた本材料を、歯周組織でなく骨組織のみに応用したのがGBR法である。1988年Dahlinら[33]は、ラット30匹の下顎骨の両側に骨欠損を作成し、片側をePTFEメンブレンで覆い、反対側は自然治癒をさせて比較検討したところ、メンブレンで覆った側のみ骨治癒を認めたと報告した。さらに彼ら[34]は霊長類であるサルに同様の研究を行い、ePTFEメンブレンを用いたGBR法の有効性を証明した。それを経て1990年、Nymanら[35]が世界で初めてヒトにおけるePTFEを用いたインプラント周囲のGBR法の症例報告を行い、インプラント治療におけるメンブレンの有効性が世界的に認知されることとなった。

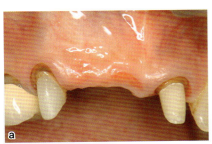
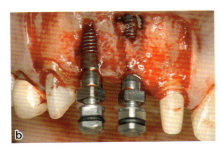
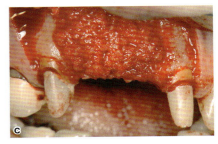
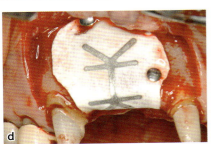
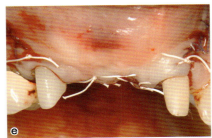
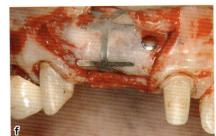
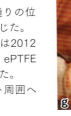

図2 a、b：2⏞1相当部へのインプラント治療。粘膜骨膜弁を形成し、計画通りの位置にインプラント体を埋入したところ、唇側に裂開型および開窓型の骨欠損が生じた。
c〜e：下顎のレイマス（下顎枝前縁〜大臼歯部）より採取した自家骨を移植（筆者は2012年Bio-Ossが薬事承認されるまでは、すべての症例で自家骨を使用していた）、ePTFEメンブレンを設置しチタンピンにて固定後、全層弁をテンションフリーで縫合した。
f、g：移植後8ヵ月、二次手術時。メンブレンを除去したところ、インプラント周囲への骨様組織の増生を認めた。

非吸収性メンブレン

● PTFEメンブレン

延伸多孔質ポリテトラフルオロエチレン(ePTFE)は、1969年にPTFEをある条件下で急速に延伸させたことから発見された。水分を保持しながらも通気性をもち、多孔質な形態により気体が透過できるという特徴を応用し、その後多くの医科領域に応用されるとともに、前述の研究を含むさまざまな研究報告[34〜36]を経て、ePTFEメンブレンが生体遮断膜のゴールドスタンダードとなった。

続いてメンブレンに張りをもたせ、よりスペースメイキングを行いやすくした、チタン強化型のメンブレンも開発、応用されるようになった[37]。ePTFEは生体不活性かつ組織親和性の高い材料であり、開放性の微細構造をもつカラー部と、その外側の遮断膜部の2つで構成される。カラー部にコラーゲン線維が容易に侵入することでメンブレンの固定が得られ、遮断膜部では歯肉組織をバリアすることで骨再生の場を提供する。膜除去時の二次的創傷や露出による感染の問題がありつつも、2000年代に至るまでメンブレンの本流であったが、2012年に販売中止となった。

ePTFEメンブレンには、口腔内に露出すると感染を誘発したり、その結果、十分な増生骨が獲得できないという欠点[38]があった。それを補う目的で、1995年、Barteeにより、伸展加工されていない密なdense PTFE(dPTFE)メンブレンが開発され、臨床応用されるようになった[39]。dPTFEメンブレンは従来の使用法に加え、オープンバリアメンブレンとしてリッジプリザベーション等にも用いられている[40]。

● ラバーダム

1990年代初めより多くみられるようになった歯科用ラバーダムシートを用いたGTR法の報告[41]から、ラバーダムにはバリアメンブレンとしての適性があることが示されたが、その後の研究から、ePTFEメンブレンより組織再生量が少ないことが明らかとなり、使用されなくなった。GBR法には応用されていない。

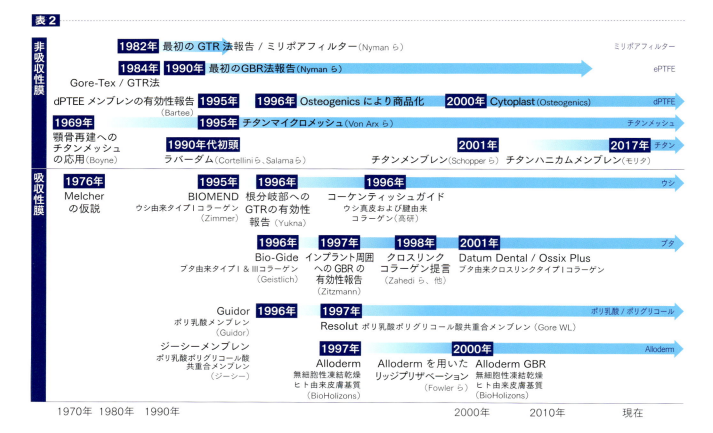

表2

●チタンメッシュ

チタンメッシュの歴史は古く、1960年代終わりごろから自家腸骨海綿骨細片の移植による顎骨再建や骨折等に応用され、良好な結果を得ていた[42]。1990年代中ごろにチタンマイクロメッシュが開発されると、インプラント領域においても応用されるようになり[43]、今日までさまざまな形態を有するチタンメッシュプレートが提供され、臨床応用されている。

●チタンメンブレン

1990年代終わりになると、薄いプレート状のチタンをバリアメンブレンとして用いたGBR法についての報告で、ePTFEメンブレンと比較しても十分な骨増生量が得られることが示された[44]。その後盛んには臨床応用が行われなかったが、2017年非常に薄いハニカム構造をもつチタン製メンブレンが開発・発売され、臨床応用においても良好な結果を得ている。今後の研究報告が待たれる。

吸収性メンブレン

●コラーゲンメンブレン

コラーゲンは歯肉結合組織を形成する主要構成基質であり、線維芽細胞の走化性の更新と止血の2つのはたらきを有する。コラーゲンメンブレンの多くはタイプⅠコラーゲンもしくはタイプⅠとⅢコラーゲンとの結合体からなり、ウシ、ブタ等の生体に由来する。

開発初期の基礎研究において、コラーゲンメンブレンの酵素等による再吸収が約30日とかなり早期に生ずることが明らかとなったが、メンブレンを二層構造とし内側に硫化ヘパリンとフィブロネクチンを加えることで、上皮の根尖方向への侵入抑制能が高まった[45]。1990年代中ごろより、主にウシあるいはブタ腱および皮膚由来タイプⅠコラーゲンからなるメンブレンが口腔内にも臨床応用されはじめ、ePTFEメンブレンと比べても遜色のない良好な結果を得た[46]。

コラーゲンは生体内において、マクロファージや多核巨細胞による貪食を受けて早期に分解されるため、吸収期間をより長くするため、OSSIX PLUSなど化学的にクロスリンクさせたコラーゲンメンブレンが開発され、臨床応用されるようになった[47]。吸収期間の延長は特にGBR法において有効と考えられ、近年多くの製品が開発、提供されている。

●ポリ乳酸／ポリグリコール酸およびその共重合体

ポリ乳酸よりなるバリアメンブレンは、吸収性メンブレンとして初めて米国FDAの認可を取得し、市場に提供された。外層の孔に歯肉結合組織を伸展増殖させることで、上皮の内部伸長を阻害し、バリア機能を示すものであった[48]。完全な吸収まで約12ヵ月を要し、バリア期間が長い。

ポリ乳酸メンブレンは臨床的に有効であるとの報告がなされた一方、分解時に炎症が惹起されるため、十分な再生が得られないとの報告も多く、賛否両論あったが、術前の口腔内環境や喫煙の影響がもっとも考えられる因子であり[49]、メンブレンそのものの効果を否定するものではなかった。

その後、三層構造で多孔性のポリ乳酸メンブレンや、ポリ乳酸とポリグリコール酸から作られたメンブレン、ポリ乳酸とポリグリコール酸との50：50での共重合体メンブレンが開発され、臨床提供された。

＊　＊　＊

本邦では薬事承認されていないが、ヒト由来のさまざまなメンブレン、たとえば脱灰凍結乾燥ヒト層板皮質骨メンブレンや、凍結乾燥ヒト硬膜メンブレン、無細胞性皮膚他家移植材といったものが臨床応用されている。また、自己由来のPRPメンブレンあるいはCGFメンブレンを応用したGBR法において、良好な結果が報告されている。

メンブレンに求められる性質は、患者に負担の少ない、かつ生体の自然な治癒形態を獲得できるものである。今後は、そうした複数の要素をあわせもつメンブレンの開発が期待される。

参考文献

1. Tomford WW. Bone allografts: past, present and future. Cell Tissue Bank 2000;1(2):105-109.
2. 西尾篤人．視座 同種骨移植の発展を．臨床整形外科 1980;15(7):649.
3. Urist MR, Mikulski A, Boyd SD. A chemosterilized antigen-extracted autodigested alloimplant for bone banks. Arch Surg 1975;110(4):416-428.
4. Reddi AH, Wientroub S, Muthukumaran N. Biologic principles of bone induction. Orthop Clin North Am 1987;18(2):207-212.
5. SSchwartz Z, Somers A, Mellonig JT, Carnes DL Jr, Dean DD, Cochran DL, Boyan BD. Ability of commercial demineralized freeze-dried bone allograft to induce new bone formation is dependent on donor age but not gender.J Periodontol 1998;69(4):470-478.
6. Buck BE, Malinin TI, Brown MD. Bone transplantation and human immunodeficiency virus. An estimate of risk of acquired immunodeficiency syndrome (AIDS). Clin Orthop Relat Res 1989;(240):129-136.
7. 玉井 進．視座 整形外科と組織移植．臨床整形外科 1992;27(8):877.
8. Kim Y, Nowzari H, Rich SK. Risk of prion disease transmission through bovine-derived bone substitutes: a systematic review.Clin Implant Dent Relat Res 2013;15(5):645-653.
9. Pountos I, Giannoudis PV. Is there a role of coral bone substitutes in bone repair? Injury 2016;47(12):2606-2613
10. White E, Shors EC. Biomaterial aspects of Interpore-200 porous hydroxyapatite. Dent Clin North Am 1986;30(1):49-67.
11. Peltier LF. The use of plaster of Paris to fill defects in bone. Clin Orthop 1961;21:1-31.
12. Klawitter JJ, Hulbert SF. Application of porous ceramics for the attachment of load bearing internal orthopedic applications. Journal of Biomedical Materials Research banner 1971;5(6):161-229.
13. 加藤一男，青木秀希．リン酸カルシウム質医用生体材料の最近の展望．石膏と石灰 1979;(1979)162:195-200.
14. Hench LL, Splinter RJ, Allen WC, Greenlee TK. Bonding mechanisms at the interface of ceramic prosthetic materials. J Biomedical Materials Research 1971;5(6):117-141.
15. Kokubo T, Shigematsu M, Nagashima Y, Tashiro M, Nakamura T, Yamamuro T, Higashi S. Apatite-and Wollastonite-Containg Glass-Ceramics for Prosthetic Application. Bulletin of the Institute for Chemical Research, Kyoto University 1982;60(3-4):260-268.
16. Jarcho M. Calcium phosphate ceramics as hard tissue prosthetics. Clin Orthop Relat Res 1981;(157):259-278.
17. Akao M. Aoki H. Kato K. Mechanical properties of sintered hydroxyapatite for prosthetic applications. Journal of Materials Science 1981;16(3):809-812.
18. Yamasaki N, Hirao M, Nanno K, Sugiyasu K, Tamai N, Hashimoto N, Yoshikawa H, Myoui A. A comparative assessment of synthetic ceramic bone substitutes with different composition and microstructure in rabbit femoral condyle model. J Biomed Mater Res B Appl Biomater 2009 ;91(2):788-798.
19. Kikuchi M, Itoh S, Ichinose S, Shinomiya K, Tanaka J. Self-organization mechanism in a bone-like hydroxyapatite/collagen nanocomposite synthesized *in vitro* and its biological reaction *in vivo*. Biomaterials 2001;22(13):1705-1711.
20. Albee FH. Studies in bone growth: triple calcium phosphate as a stimulus to osteogenesis. Ann Surg 1920;71(1):32-39.
21. Bhaskar SN, Brady JM, Getter L, Grower MF, Driskell T. Biodegradable ceramic implants in bone. Electron and light microscopic analysis. Oral Surg Oral Med Oral Pathol 1971;32(2):336-346.
22. Jensen SS, Yeo A, Dard M, Hunziker E, Schenk R, Buser D. Evaluation of a novel biphasic calcium phosphate in standardized bone defects: a histologic and histomorphometric study in the mandibles of minipigs. Clin Oral Implants Res 2007;18(6):752-760.
23. 小澤正宏，森川 茂．β-TCP の特徴と臨床応用．関節外科 2002;21(12)：1494-1500.
24. Ogose A, Kondo N, Umezu H, Hotta T, Kawashima H, Tokunaga K, Ito T, Kudo N, Hoshino M, Gu W, Endo N. Histological assessment in grafts of highly purified beta-tricalcium phosphate (OSferion) in human bones. Biomaterials 2006;27(8):1542-1549.
25. 門間英毅，金澤孝文．α-燐酸カルシウムの水和．窯業協会誌 1976;84(968):209-213.
26. Ohtsuki C, Kamitakahara M, Miyazaki T. Bioactive ceramic-based materials with designed reactivity for bone tissue regeneration. J R Soc Interface 2009;6 Suppl 3:S349-360.
27. Doi Y, Shibutani T, Moriwaki Y, Kajimoto T, Iwayama Y. Sintered carbonate apatites as bioresorbable bone substitutes. J Biomed Mater Res 1998;39(4):603-610.
28. 材料工学委員会，バイオマテリアル分科会．医療を支えるバイオマテリアル研究に関する提言．東京：日本学術会議，2017(http://www.scj.go.jp/ja/info/kohyo/pdf/kohyo-23-t251-3.pdf, 2019年1月16日アクセス).
29. 一般社団法人日本インプラント臨床研究会編 インプラントのためのインパクトの高い論文評価 第2回 GBR のための重要キーワードベスト論文 Quintessence Dent Implantol 2015; 22(3): 131-136.
30. Hardwick R, Scantlebury TV, Sanches R, Whitley N, Ambruster J. Membrane design criteria for guided bone regeneration of the alveolar ridge. In: Buser D, Dahlin C, Schenk RK, editors. Guided bone regeneration in implant dentistry. Chicago:Quintessence, 1994;101-136.
31. Melcher AH. On the repair potential of periodontal tissues. J Periodontol 1976;47(5):256-260.
32. Nyman S, Lindhe J, Karring T, Rylander H. New attachment following surgical treatment of human periodontal disease. J Clin Periodontol 1982;9(4):290-296.
33. Dahlin C, Linde A, Gottlow J, Nyman S. Healing of bone defects by guided tissue regeneration. Plast Reconstr Surg 1988;81(5):672-676.
34. Dahlin C, Gottlow J, Linde A, Nyman S. Healing of maxillary and mandibular bone defects using a membrane technique. An experimental study in monkeys.Scand J Plast Reconstr Surg Hand Surg 1990;24(1):13-19.
35. Nyman S, Lang NP, Buser D, Bragger U. Bone regeneration adjacent to titanium dental implants using guided tissue regeneration: a report of two cases.Int J Oral Maxillofac Implants 1990;5(1):9-14.
36. Becker W, Dahlin C, Lekholm U, Bergstrom C, van Steenberghe D, Higuchi K, Becker BE. Five-year evaluation of implants placed at extraction and with dehiscences and fenestration defects augmented with ePTFE membranes: results from a prospective multicenter study. Clin Implant Dent Relat Res 1999;1(1):27-32.
37. Jovanovic SA, Nevins M. Bone formation utilizing titanium-reinforced barrier membranes. Int J Periodontics Restorative Dent 1995;15(1):56-69.
38. Gher ME, Quintero G, Assad D, Monaco E, Richardson AC. Bone grafting and guided bone regeneration for immediate dental implants in humans. J Periodontol 1994;65(9):881-891.
39. Bartee BK. The use of high-density polytetrafluoroethylene membrane to treat osseous defects: clinical reports. Implant Dent 1995;4(1):21-26.
40. Hoffmann O, Bartee BK, Beaumont C, Kasaj A, Deli G, Zafiropoulos GG. Alveolar bone preservation in extraction sockets using non-resorbable dPTFE membranes: a retrospective non-randomized study. J Periodontol 2008;79(8):1355-1369.
41. Cortellini P, Prato GP. Guided tissue regeneration with a rubber dam: a five-case report.Int J Periodontics Restorative Dent 1994;14(1):8-15.
42. Boyne PJ. Restoration of osseous defects in maxillofacial casualities. J Am Dent Assoc 1969;78(4):767-776.
43. von Arx T, Hardt N, Wallkamm B. Die TIME-Technik. Lokale Osteoplastik mit dem Micro-Titan-Mesh (TIME) zur Alveolarkamm Augmentation. Stomatologie 1995;92:259-269.
44. Schopper C, Goriwoda W, Moser D, Spassova E, Watzinger F, Ewers R. Long-term results after guided bone regeneration with resorbable and microporous titanium membranes. Oral and Maxillofacial Surgery Clinics of North America. 2001;13(3):449-458.
45. Pitaru S, Noff M, Grosskopf A, Moses O, Tal H, Savion N. Heparan sulfate and fibronectin improve the capacity of collagen barriers to prevent apical migration of the junctional epithelium.J Periodontol 1991;62(10):598-601.
46. Yukna CN, Yukna RA. Multi-center evaluation of bioabsorbable collagen membrane for guided tissue regeneration in human Class II furcations. J Periodontol 1996;67(7):650-657.
47. Zahedi S, Legrand R, Brunel G, Albert A, Dewé W, Coumans B, Bernard JP. Evaluation of a diphenylphosphorylazide-crosslinked collagen membrane for guided bone regeneration in mandibular defects in rats. J Periodontol 1998;69(11):1238-1246.
48. Gottlow J. Guided tissue regeneration using bioresorbable and non-resorbable devices: initial healing and long-term results. J Periodontol 1993;64(11 Suppl):1157-1165.
49. Rüdiger SG, Ehmke B, Hommens A, Karch H, Flemmig TF. Guided tissue regeneration using a polylactic acid barrier. Part I: Environmental effects on bacterial colonization. J Clin Periodontol 2003;30(1):19-25.

最新 Topics ❶　骨補填材料

世界の使用頻度の高い骨補填材料18種類
― 術式別臨床応用比較 ―

岩野 義弘
Iwano Yoshihiro

歯を喪失すると、それにともなう束状骨の吸収が顎堤の吸収を引き起こす[1]。その喪失率は、水平的には抜歯窩近心部で19.4±9.4％、中央部で39.1±10.4％、遠心部で20.3±10.7％、垂直的には近心部で59.1±11.2％、中央部で64.8±10.5％、遠心部で56±12.5％と報告されており[2]、欧米人と比べて唇頰側歯槽骨の薄い日本人では[3]、さらに大きな吸収が引き起こされることが想定される。そうした条件でインプラント治療を行う場合、さまざまな手法を用いた骨増生が必要となる。

骨増生法は種々報告されているが、多くの場合骨移植術をともなう[4]。骨移植材料は自家骨、他家骨、異種骨、人工骨、成長因子に大別される。骨誘導能と骨伝導能を有する自家骨移植がゴールドスタンダードであることに異論の余地はないが、二次的創傷にともなう術後の著しい腫脹や出血斑の出現、採取量の限界、手術時間の延長、唾液混入による感染リスクの増大等の問題もあり、徐々に代替骨補填材料へとニーズが変化している。また代替骨補填材料は、さまざまな臨床研究やシステマティックレビューにより、特にインプラント領域において有効性が十分に実証されてきている。

本稿では、現在本邦の歯科領域にて厚生労働省の承認を得ている骨補填材料を取り上げ、それらの特徴をまとめ、整理するとともに、臨床応用について比較してみたい。また未承認であっても、臨床医の先生方が積極的に取り入れている材料に関してあわせて紹介する。

厚生労働省承認済み骨補填材料

I βリン酸三カルシウム（β-TCP）

● オスフェリオン DENTAL
（テルフィール、オスフィール）
製造：オリンパステルモバイオマテリアル
販売：モリタ（テルフィール）
　　　京セラ（オスフィール）

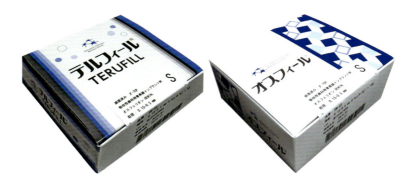

1999年の発売開始以来、整形外科領域で10年以上にわたり「オスフェリオン」として販売、臨床応用されている吸収性骨補填材料が、2015年8月6日に「オスフェリオン DENTAL」の販売名で歯科領域にて承認され、「テルフィール」「オスフィール」として2社から販売が開始された。主成分はβ-TCP($Ca_3(PO_4)_2$)であり、顆粒内部に約50％のミクロ（気孔径10μm以下）の連通気孔を有し、表面積が広く細胞侵入を促す液性成分が染み込みやすい構造をしている。気孔率77.5±4.5％、圧縮強さ0.9MPaであり、顆粒径150～500μmのSサイズと500～1,000μmのMサイズは0.5cc、顆粒径1,000～2,000μmのLサイズは1.0ccで個包装し、提供されている。

かなり早期に吸収する骨補填材料とされ[5]、骨体外側方向への骨増生ではなく、サイナスフロアエレベーションやリッジプリザベーションのような、閉鎖された部位への骨増生が適していると思われる。また完全に吸収置換すると考えられることから、歯周組織への応用に大きな利点を見出す歯科医師も多い。

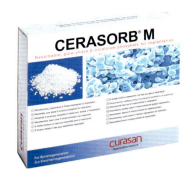

● セラソルブM
　製造：curasan
　製造販売：白鵬

　2012年1月13日に歯科領域にて初めて承認されたβ-TCPであり、顆粒内部に5～500μmのミクロ、メゾマクロ、マクロの連通気孔を有し、オスフェリオンDENTAL（テルフィール、オスフィール）同様、表面積が広く細胞侵入を促す液性成分が染み込みやすい構造となっている。
　気孔率65％の吸収性骨補填材料であり、150～500μm、500～1,000μm、1,000～2,000μmの3種類の顆粒径を有し、1,000～2,000μmでは0.5ccと1.0ccが、他2種では0.5ccが個包装された形で提供されている。
　臨床的にはオスフェリオンDENTAL（テルフィール、オスフィール）やアローボーン-β-デンタルと同様、閉鎖環境に対する骨増生に優れるであろうと思われる。

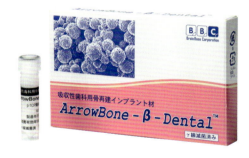

● アローボーン-β-デンタル
　製造販売：ブレーンベース

　大多数の製品が海外で生産されるなか、本邦で精製、加工される数少ない骨補填材料である。基準の大変厳しい米国食品医薬品局FDAの認可を取得した材料であり、国産品としての信頼性も高い。ほぼ100％の高純度β-TCP（$Ca_3(PO_4)_2$）であり、数ミクロンの球状粒子がネックで連結し、数十ミクロンの連通気孔をともなう顆粒構造体であり、細胞の付着、増殖、分化を促す。親水性が非常に高く、血管新生が促されやすいため、新生骨が形成されやすいとともに操作性に優れる。また溶解性にも優れ、速やかに新生骨へと置換する。
　気孔率75％、圧縮強度1.0以上とオスフェリオンDENTALに近く、吸収期間も16～24週とほぼ同等である。顆粒径250～1000μmの「アローボーン-β-デンタルAG1」と、顆粒径1,000～2,000μmの「アローボーン-β-デンタルAG2」とがあり、すべて0.5gの個包装で、3つもしくは5つ入りで提供されている。
　オスフェリオンDENTALのように、リッジオグメンテーションではなくサイナスフロアエレベーション、およびリッジプリザベーションに有効な骨補填材料であろうと思われる。

- **PLATON パールボーン**
  製造：カタリメディック
  販売：プラトンジャパン

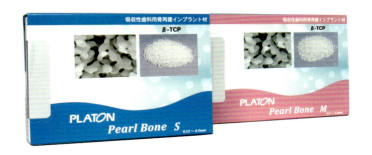

　整形外科領域での5年間の使用実績を経て、2018年に歯科領域にて販売を開始された、国内で精製、加工されるβ-TCPである。100～400μmのマクロポアと2μm以下のミクロポアの連通気孔を有し、早期に吸収、新生骨への置換がなされる。5 ml以下と、低い全有機炭素濃度を有する。気孔率73～82％であり、他社製品とほぼ同等の吸収期間にて吸収される。150～500μm、500～1,000μmの2種類の顆粒径を有し、それぞれ0.3gの個包装、3つ入りで提供されている。
　他のβ-TCP同様、サイナスフロアエレベーションおよびリッジプリザベーションに有効な骨補填材料と思われる。

2　炭酸アパタイト

- **サイトランス グラニュール**
  製造販売：ジーシー

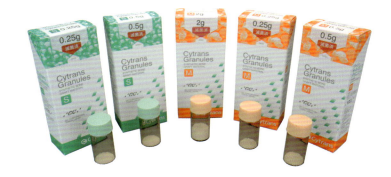

　骨の約7割を占める無機成分であるリン酸カルシウムは、炭酸イオンを6～9％含有するハイドロキシアパタイト（炭酸アパタイト）から成るとされている。本製品は、世界で初めて精製された合成炭酸アパタイト移植材である。新しい材料であるが、厚生労働省承認済み骨補填材料のなかで唯一、インプラント周囲を含む領域での使用を承認されたもので、現在積極的に臨床応用されている。
　気孔率は低い（数値非公表）が、マクロファージによる貪食を受け、骨新生にともなって徐々に自家骨へと置き換わる骨補填材料であり、顆粒径300～600μmの「S」（0.25g、0.5g）と、顆粒径600～1,000μmの「M」（0.25g、0.5g、2.0g）がある。1シリンジずつ購入・使用する。
　また圧縮強度は非公表ながら、一般的に使用されている骨補填材料の約3～5倍とされ、吸収期間はβ-TCPよりも長い約12～24ヵ月となっている。
　やや緩徐な吸収と新生骨への置換が期待できることから、サイナスフロアエレベーション、リッジプリザベーションに加えて、吸収性骨補填材料のあまり使用されないリッジオグメンテーションにも効果が期待できるかもしれない。今後、基礎研究報告ならびに臨床研究報告が待たれる骨補填材料である。

3 ハイドロキシアパタイト（HA）

● ネオボーン（歯科用）
製造：クアーズテック
販売：Aimedic MMT

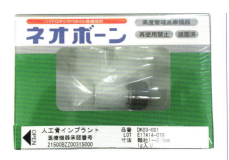

2010年に販売が開始された第二世代HAであり、直径150μm前後の多数の気孔同士が、直径平均40μmの大きな気孔間連通部により骨補填材料全体にわたってつながった三次元連通気孔構造を有している。そのため、深部への血管新生とそれに続く新生骨の形成が起こりやすいと考えられる。気孔率72〜78％にもかかわらず、12〜18MPaと高い圧縮強さを有する。顆粒径は500〜1,000μm、1,000〜2,000μmの2種類が製品として提供されている。インプラント埋入時に、インプラント体が露出した部分を補填する目的でのみインプラント適応となる。

ほぼ吸収を示さないため、リッジオグメンテーションなど吸収してほしくない部位に用いるのが妥当であろう。

● ボーンタイト
製造：HOYA Technosurgical
販売：モリタ

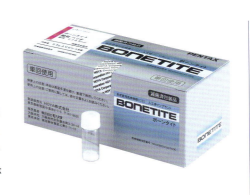

顆粒径300〜500μmの「ペリオ」と、500〜1,000μmの「スタンダード」がある。緻密体HAであり、強度が高く破損しにくい。それぞれ0.5g、1.0gずつ個包装されている。非吸収性で骨伝導能の低い材料であり、インプラントの介在しないポンティック部のリッジプリザベーションなどに使用が限られると思われる。

4 HA+β-TCP

● セラフォーム（セラタイト）
製造：日本特殊陶業
販売：ミズホ

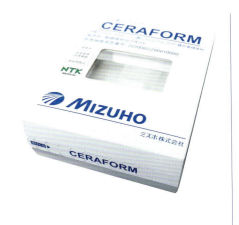

骨の無機質を模し、HAとβ-TCPをハイブリッド化することで、多孔質HA単体に比べ高い強度を持たせた骨補填材料である。1989年「セラタイト」として発売開始し、販売権の移行にともない現在の名称となった。気孔率35％、曲げ強度40MPaを有する。顆粒径は300〜600μm、600〜1,000μm、1,000〜2,000μmの3種類で、整形外科領域に用いられるような多様なブロック形状を有する。骨伝導能を有するとともに吸収耐性があり、ラテラルリッジオグメンテーション等への応用に適すると思われる。

5 α-TCP+TeCP 他

● バイオペックス-R
（アドバンスタイプS）
製造販売：HOYA Technosurgical

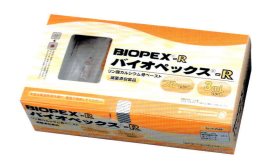

　粉材10g中にαリン酸三カルシウム（α-TCP）7.50g、リン酸四カルシウム（TeCP）1.80g、リン酸水素カルシウム0.50g、水酸アパタイト0.20gを、専用練和液1ml中にコンドロイチン硫酸ナトリウム54.05mg、コハク酸二ナトリウム無水物129.72mg、注射用水適量を含み、混和後ペースト状になった骨補填材料を硬化時間10分の間に必要部位へ移植する。体内環境下において、水和反応により徐々にHAへと変化する。1ml×5包が提供されている。
　リッジプリザベーションなど、骨欠損部の形態回復に有効と思われる。

6 ウシ骨由来 HA

● Bio-Oss（バイオオス）
製造：Geistlich
販売：デンタリード

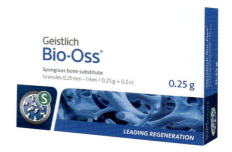

　2011年12月6日、歯科領域で初めて承認された異種骨補填材料。ウシ海綿骨および皮質骨から成り、ヒトの骨と類似した骨梁構造と多孔性を維持しつつ、有機成分を除去、無菌化して提供される。気孔率70〜90％、圧縮強さ0.9MPaであり、顆粒径250〜1,000μmの「S」と、1,000〜2,000μmの「L」がある。1,000以上の論文により支持される、世界でもっとも使用される骨補填材料である。
　Bio-Ossは、サイナスフロアエレベーション、ラテラル／バーティカルリッジオグメンテーション、リッジプリザベーションなどさまざまな骨増生において、単独もしくは自家骨を含む他の骨移植材料と併用して、もっとも高い頻度で用いられている[6〜8]。かなり緩徐な吸収を示し、リッジオグメンテーションなど形態を維持したい場合に、もっとも有利にはたらくと考えられる。

7 ウシ骨由来HA＋アテロコラーゲン

- **ボーンジェクト**
  製造：高研
  販売：オリンパステルモバイオマテリアル

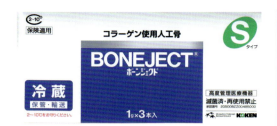

ウシ骨由来のHAと、アテロコラーゲン溶液とを3：2の割合で混合した複合骨補填材料。顆粒径300～600μmのSタイプと、顆粒径600～1,000μmのMタイプがあり、各1gずつ専用カートリッジに充填されたペースト状骨補填材料である。骨伝導能が低く非吸収性であり、ポンティック部のリッジプリザベーション等に使用が限られると思われる。

厚生労働省未承認骨補填材料

1 ウシ骨由来HA

- **cerabone（セラボーン）**
  製造：botiss biomaterials

セラボーンは、ドイツの30ヵ月齢以上の食用ウシ大腿顆から採取した海綿骨を基に精製され、安全性の高いとされる骨補填材料である。日本では未認可であるが、世界的に広く使用されるとともに、近年本邦においても、個人輸入により入手し、患者の同意のもと使用する歯科医師が増えている。

体液や栄養素の通過できるナノ気孔、骨芽細胞や成長因子の通過できるミクロ気孔、血管や骨髄の通過できるマクロ気孔がそれぞれ連通し、高い親水性を示す。気孔率71.7％、圧縮強さ2.0MPaであり、顆粒径500～1,000μm、1,000～2,000μmの製品がそれぞれ0.5cc、1.0cc、2.0cc、5.0ccずつ提供されている。

Bio-Oss同様、サイナスフロアエレベーション、リッジオグメンテーション、リッジプリザベーションなどさまざまな局面において有効な骨補填材料である。

2 同種骨移植材

- **Oragraft（オラグラフト）**
  製造：LifeNet Health

凍結乾燥骨FDBAと、脱灰凍結乾燥骨DFDBAがあり、FDBAのCortical（皮質骨）が0.5cc、1.2cc、2.5cc、Cancerous（海綿骨）が0.5cc、1.0cc、2.0ccずつ、DFDBAのCorticalが0.5cc、1.2cc、2.5ccずつ提供されている。さらにブロック状の骨がILIUM Block（S、M、L）として提供されている。

サイナスフロアエレベーション、リッジプリザベーション、リッジオグメンテーションすべてにおいて頻用されており、良好な結果が得られている材料である。

世界の使用頻度の高い骨補填材料一覧 (2019年1月現在)

製品名	骨の種類	気孔率	圧縮強度(MPa)	吸収期間	顆粒径(μm)	量	価格	製造元／販売元
オスフェリオン DENTAL (テルフィール、オスフィール)	β-TCP	77.5±4.5%	0.9	16週以上	S：150〜500	0.5cc×4	¥29,800	オリンパステルモバイオマテリアル／モリタ(テルフィール)、京セラ(オスフィール)
					M：500〜1,000	0.5cc×4	¥29,800	
					L：1,000〜2,000	1.0cc×4	¥59,600	
セラソルブM	β-TCP	65%	-	6〜12ヵ月	1,000〜2,000	0.5cc×5	¥37,200	curasan／白鵬
						1.0cc×5	¥74,500	
					500〜1,000	0.5cc×5	¥37,200	
						1.0cc×5	¥74,500	
					150〜500	0.5cc×5	¥37,200	
						1.0cc×5	¥74,500	
アローボーン β-デンタル	β-TCP	75%	1.0以上	16週	AG1：250〜1,000	0.5g×5	¥30,000	ブレーンベース
						0.5g×3	¥18,000	
					AG2：1,000〜2,000	0.5g×5	¥30,000	
						0.5g×3	¥18,000	
PLATON パールボーン	β-TCP	73〜82%	-	-	150〜500	0.3g×3	¥14,780	カタリメディック／プラトンジャパン
					500〜1,000	0.3g×3		
サイトランス グラニュール	炭酸アパタイト	-	非公開	1〜2年	S：300〜600	0.25g	¥7,500	ジーシー
						0.5g	¥11,000	
					M：600〜1,000	0.25g	¥7,500	
						0.5g	¥11,000	
						2g	¥40,000	
アパセラム G	HA	緻密性		非吸収性	Sサイズ：600〜1,000	0.6g×6	¥18,300	HOYA Technosurgical／京セラ
					Mサイズ：300〜600	0.6g×6	¥18,300	
					Lサイズ：1,000〜2,000	0.6g×6	¥18,300	
アパセラム -AX	HA	82.5±5.5%	0.7	非吸収性	600〜1,000	1ml×2	¥12,000	
					1,000〜2,000	1ml×2	¥12,000	
オステオグラフト S-D	HA	40%	15	非吸収性	300〜800	1g×5	¥30,500	
ネオボーン(歯科用)	HA	72〜78%	12〜18	非吸収性	500〜1,000	1g	¥6,270	クアーズテック／Aimedic MMT
					1,000〜2,000	1g	¥6,270	
ボーンタイト	HA	緻密性	-	非吸収性	ペリオ：300〜500	0.5g×6	¥18,810	HOYA Technosurgical／モリタ
					スタンダード：500〜1,000	1g×6	¥37,620	

最新 Topics ❶ 骨補填材料　**世界の使用頻度の高い骨補填材料 18 種類**　―術式別臨床応用比較―

製品名	骨の種類	気孔率	圧縮強度（MPa）	吸収期間	顆粒径（μm）	量	価格	製造元／販売元
セラフォーム	HA +β-TCP（7:3）	35%	40	非吸収性	300〜600	1g	¥6,270	日本特殊陶業／ミズホ
					600〜1,000	1g	¥6,270	
					1,000〜2,000	1g	¥6,270	
バイオペックス-R（アドバンスタイプS）	α-TCP +TeCP 他	-	-	非吸収性	ペースト状	1ml×5	¥85,200	HOYA Technosurgical
Bio-Oss	ウシ骨由来 HA	60%	0.9	非吸収性（遅延吸収性）	S：250〜1,000	0.25g	¥9,500	Geistlich／デンタリード
						0.5g	¥11,400	
						1.0g	¥21,500	
						2.0g	¥40,000	
					L：1,000〜2,000	0.5g	¥11,400	
						1.0g	¥21,500	
						2.0g	¥40,000	
ボーンジェクト	ウシ骨由来 HA + アテロコラーゲン	約50%	-	非吸収性	Sタイプ：300〜600	1g×3	¥30,900	高研／オリンパステルモバイオマテリアル
					Mタイプ：600〜1,000	1g×3	¥30,900	

国内未承認骨補填材料

製品名		骨の種類	気孔率	圧縮強度（MPa）	吸収期間	顆粒径（μm）	量	価格	製造元／販売元
cerabone		ウシ骨由来 HA	71.7%	2.0	-	500〜1,000	1.0/2.0/5.0cc	-	botiss biomaterials／個人輸入
						1,000〜2,000	1.0/2.0/5.0cc	-	
Oragraft	FDBA Cortical	ヒト由来 HA	-	-	-	250〜1,000	0.5/1.2/2.5cc	$73/110/161	LifeNet Health／個人輸入
						1,000〜2,000	0.5/1.2/2.5cc	$73/110/161	
	FDBA Cancellous	ヒト由来 HA	-	-	-	250〜1,000	0.5/1.0/2.0cc	$117/156/247	
						1,000〜2,000	0.5/1.0/2.0cc	$117/156/247	
	DFDBA Cortical	ヒト由来 HA	-	-	-	250〜1,000	0.5/1.2/2.5cc	$77/117/172	
Unigraft		バイオアクティブガラス	-	-	非吸収性	200〜400	0.5g×5	-	Unicare Biomedical／個人輸入
							1.0g×5	-	
						200〜600	0.5g×5	-	
							1.0g×5	-	
Pro Osteon		サンゴ由来 HA	-	-	-	425〜1,000	0.5/2.0/5.0cc	$114/497/1,017	Zimmer Biomet／個人輸入
Equimatrix		ウマ由来 HA	-	-	-	200〜1,000	0.25/0.5/1.0/2.0g	$78/125/212/366	Osteohealth／個人輸入
						1,000〜2,000	0.5/1.0/2.0g	$125/212/366	

骨補填材料の術式別臨床応用比較論文一覧

論文タイトル、雑誌名、IF、著者、発行年 (IF：2019年1月現在のインパクトファクター)	研究デザインによる エビデンスレベル	目的	対象	適用 部位
さまざまな骨補填材料を用いた上顎洞底挙上術後の組織形態計測学的結果と骨成熟における治癒時間の影響：システマティックレビューとメタ分析 *"Histomorphometric results of different grafting materials and effect of healing time on bone maturation after sinus floor augmentation: a systematic review and meta-analysis."* J Periodontal Res　IF：2.878 Danesh-Sani SA, Engebretson SP, Janal MN. 2017;52(3):301-312.	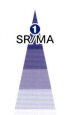	上顎洞底挙上術においてさまざまな骨補填材料を使用した際の組織学的な治癒、新生骨量、残存している補填材料量、軟組織量を評価し、治癒に要する時間を検討する	2015年10月までに発表された主要文献データベースおよび手作業で収集した791文献	上顎洞
Straumannボーンセラミック、Bio-Oss、Purosおよび自家骨を用いた上顎洞底挙上術後の組織学的結果 ランダム化比較臨床試験 *"Histological results after maxillary sinus augmentation with Straumann® BoneCeramic, Bio-Oss®, Puros®, and autologous bone. A randomized controlled clinical trial."* Clin Oral Implants Res　IF：3.464 Schmitt CM, Doering H, Schmidt T, Lutz R, Neukam FW, Schlegel KA. 2013;24(5):576-585.	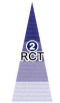	無機ウシ由来ハイドロキシアパタイト(BHA)とβリン酸三カルシウム(β-TCP)の生物学的挙動を比較する	男性12名 女性11名 計23名	上顎洞
ヒトの垂直および水平的歯槽堤増大術に異なるタイプの骨補填材料を用いた比較研究：システマティックレビュー *"Human Studies of Vertical and Horizontal Alveolar Ridge Augmentation Comparing Different Types of Bone Graft Materials: A Systematic Review."* J Oral Implantol　IF：1.212 Chavda S, Levin L. 2018;44(1):74-84.	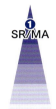	異なる種類の骨補填材料を比較した水平的・垂直的リッジオグメンテーションに関するヒトを対象とした比較研究を系統的にレビューする	2016年8月20日までに発表されたMEDLINE収集の219文献	歯槽堤
水平的骨欠損に対する同時法におけるメンブレンと代用骨の比較 二重盲検ランダム化比較試験の荷重3年後の結果 *"Comparing membranes and bone substitutes in a one-stage procedure for horizontal boneaugmentation. Three-year post-loading results of a double-blind randomised controlled trial."* Eur J Oral Implantol　IF：2.809 Merli M, Moscatelli M, Mariotti G, Pagliaro U, Raffaelli E, Nieri M. 2018;11(4):441-452.	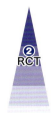	インプラント埋入と同時に、Bio-Oss + Bio-Gide (BB群)、あるいはCeros TCP + ジェイソンメンブレン(CJ群)で水平的硬組織増生を行い、それぞれの群のインプラントを負荷3年後に臨床的に評価する	包含基準および除外基準を満たし、同一施設に来院した水平的骨欠損を有する患者50名	歯槽堤
抜歯後のリッジプリザベーションによる介入の効果：システマティックレビューとメタ分析 *"Effect of alveolar ridge preservation interventions following tooth extraction: A systematic review and meta-analysis."* J Clin Periodontol　IF：4.046 Avila-Ortiz G, Chambrone L, Vignoletti F. 2019. doi: 10.1111/jcpe.13057.[Epub ahead of print]		リッジプリザベーションに用いられる手法を評価する	2018年までに発表された主要文献データベースおよび手作業で収集した1,786文献	抜歯窩
フラップレスでの抜歯後骨移植の臨床的および組織学的結果：ランダム化比較臨床試験のシステマティックレビュー *"Clinical and histologic outcomes of socket grafting after flapless tooth extraction: a systematic review of randomized controlled clinical trials."* J Prosthet Dent　IF：2.347 Jambhekar S, Kernen F, Bidra AS. 2015;113(5):371-382.	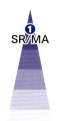	抜歯窩の寸法変化が最小になる、新生骨量が最大になる、移植材の残存が最小となる、結合組織の侵入が最小となる骨補填材料を決定するため、フラップレスで抜歯後、骨補填材料を填入し、12週後のアウトカムを解析する	PubMedを用いて検索された2,989文献	抜歯窩

<u>エビデンスレベル</u>　❶ SR/MA：システマティックレビュー/ランダム化比較試験のメタアナリシス。客観的に試験方法などの基準を満たした論文を集め評価・要約したもの。メタアナリシスはこれに統計学的解析が加わる　❷ RCT：ランダム化比較試験。対象患者を複数に分類して試験を行う際に乱数表等を用いて作為性が入り込まないようにすること(ランダム化)で客観的評価ができる　❸ nRCT：非ランダム化比較試験。ランダム化を行わず比較する手法

最新 Topics ❶ 骨補填材料　**世界の使用頻度の高い骨補填材料18種類**　―術式別臨床応用比較―

研究方法（使用材料、手術方法）と評価方法	結果（有意差の有無）	結論	筆者（岩野）によるコメント
791文献から包含基準および除外基準に基づき136論文を選定、メタ分析を行った。「自家骨」「他家骨」「人工骨」「異種骨」など10の群に分類して評価を行った。	自家骨群で新生骨量がもっとも多く、残存する骨補填材料がもっとも少なかった。上顎洞底挙上術後4.5ヵ月以上経過すると、4.5ヵ月未満と比較して、骨補填材料内の新生骨量は有意に多くなった。他家骨の場合は、9.5ヵ月時点での新生骨の割合が有意に高かった。	他家骨、人工材料、異種骨などの骨補填材料は、自家骨の良い代替材料であり、自家骨使用時の不利な点（術後の疼痛、骨の使用量の制約、術後の吸収）を避けるために使用を考えても良いようである。自家骨に人工材料や他種骨を混合しても、新生骨形成の点で有意な影響はなかった。	組織形態計測学的には、自家骨を用いることが最良の結果をもたらすが、臨床的にはどの骨補填材料を用いても、良好な結果が得られると報告されている。患者負担も考慮して、材料の選択がなされる必要がある。
上顎洞底挙上術に際し、23名の患者をランダムに2群に振り分け、BHAを13名に、β-TCPを10名に移植した。6ヵ月半待時後、生検を採取し、組織形態計測学的評価を行った。	新生骨の割合は、BHAで30.13±3.45％、β-TCPで21.09±2.86％であり、統計学的有意差を認めた。残存する骨補填材料の割合は、BHAで31.88±6.05％、β-TCPで34.05±3.01％であり、統計学的に有意な差を認めなかった。	両骨補填材料ともに、良好な生体適合性と骨伝導能を示した。本研究の結果からはBHAの方がより良好な結果が得られるようであった。	より骨に吸収置換しやすい材料の方が、しにくい材料に比べて新生骨が形成されやすい。また吸収率が変わらずとも、骨伝導能が高いほど新生骨が形成されやすい。置換のスピード、置換して欲しい条件なのかどうかも含めて、骨補填材料を適材適所で応用するべきである。
219文献より、包含基準および除外基準にしたがい9文献を選定し、分析を行った。移植骨は口腔内採取自家骨、腸骨、DFDBA、FFB、ウシ骨、ウマ骨、人工骨に分類され、リッジオグメンテーション時における骨増生量、BIC、合併症、インプラントおよび補綴学的成功率について検討した。	バーティカルリッジオグメンテーションにおいて、骨補填材料間に有意差を認める報告はなかった。水平的・垂直的リッジオグメンテーションにおける骨補填材料の違いは、インプラント成功率やBICに影響を与えなかった。手術時間が短く、痛みが少なく、回復が早いため、患者は骨補填材料を好んだ。	本システマティックレビューの結果より、インプラントおよび補綴的生存率あるいは成功率の観点から、リッジオグメンテーションにおいて、自家骨および他の骨補填材料との間に臨床的有意差がないことが示唆された。	検索方法は甘いが、現在までに報告されている、異なる骨補填材料を比較したリッジオグメンテーションに関する最新のシステマティックレビュー。メタ分析を行うだけの十分な論文は選定されなかった。
来院した50名の患者をランダムに2群に振り分け、BB群の患者に32本、CJ群の患者に29本のインプラントを埋入した。埋入後6ヵ月でアバットメントを締結、暫定補綴装置を装着し、さらに6ヵ月後に上部補綴装置を装着した。機能負荷後3年経過時に臨床評価を行った。	BB群で7名、CJ群で11名がドロップアウトした。骨吸収はBB群で1.61mm、CJ群で1.02mmであったが、有意差はなかった。PES等の他の評価項目でも両群に差はなかった。	インプラント埋入と同時の水平的歯槽骨増生では、両手法に有意な差はない。	リッジオグメンテーションに対し、吸収性、非吸収性骨補填材料を比較した唯一の論文。ドロップアウトの多さに注意が必要であるが、適切に行えばどちらを用いても、短期的には良い結果が得られる可能性がある。
1,786文献から包含基準および除外基準に基づき25論文を選定してレビューを行い、そのうち11論文をもとにメタ分析を行い、「ウシ骨粒子（BBS）+ソケットシーリング（SS）」「細胞療法（CTh）」など9つの分類で評価した。	いずれの群も、処置なしより有意に骨吸収が少なかった。顆粒状の他家骨あるいは同種骨を、吸収性コラーゲンメンブレンや急速吸収性コラーゲンスポンジで被覆することは、水平的吸収の抑制でもっとも好ましい結果が得られていた。	リッジプリザベーションは、抜歯後の歯槽堤の組織量減少を抑制するという観点で効果的な手法である。	リッジプリザベーションの有効性を示唆する最新のシステマティックレビュー。最適な手法については今後の研究に期待したい。
選択された2,989文献より包含基準、除外基準にしたがって1,354ヵ所の抜歯窩を対象とした32のランダム化比較試験を選定し、メタ分析を行った。	抜歯窩中央部の頬舌側吸収は異種骨1.3mm、他家骨1.63mm、人工骨2.13mmであった。歯槽頂の吸収は異種骨0.57mm、他家骨0.58mm、人工骨0.77mmであった。新生骨は人工骨45.53％、異種骨35.72％、他家骨29.93％であり、骨補填材料の残存率は他家骨21.75％、異種骨19.3％、人工骨13.67％であった。	フラップレスで抜歯後骨移植を行い、最短の治癒期間12週待時後の再評価において、異種骨および他家骨が人工骨に比べて寸法変化が少なかった。組織学的には、人工骨の方が他2種と比べて新生骨形成量が多く、骨補填材料および結合組織の残存が少なかった。	本文献での異種骨は主にBio-Ossであり、人工骨は硫酸カルシウム、ハイドロキシアパタイト、β-TCP等であった。吸収しにくく骨伝導能の高いBio-Ossの方が、臨床的な寸法変形は少ないが新生骨量が少ない、という特性を理解し臨床に臨む必要がある。

❹分析疫学的研究：積極的な介入を行わない研究、観察研究　❺記述研究：ある疾患について1〜数症例の治療経過や結果を報告するケーススタディ
❻私的な意見：患者データに基づかない専門委員会や専門家個人の意見

（参考文献18より引用改変）

サイナスフロアエレベーションでは、吸収性と非吸収性どちらの骨補填材料が理想的か

● 臨床家の選択は

24〜25ページの表で示したように、現在国内外において多種多様な骨補填材料が発売、臨床応用されている。骨補填材料は大きく吸収性と非吸収性に大別され、臨床医はそれぞれの特性を理解したうえで、自身の臨床に有効と思われる材料を選択、使用しているが、どの骨補填材料が最適なのかについてのエビデンスは存在しないのが現状である。

そこでわれわれ[19]は先般、日本口腔インプラント学会専門医103名を含むインプラント臨床医248名を対象としたアンケート調査を行い、臨床における意見を探った。その結果、リッジオグメンテーションでは非吸収性骨補填材料の使用者が多数を占めた（図1）。これは骨補填材料の吸収による歯槽骨形態、およびそれにともなう軟組織形態の変化を嫌う臨床医が多いためと考えられた。この点は審美領域においてさらに重要であり、より強い傾向を示すと想定される。それに対してサイナスフロアエレベーションにおいては、吸収性と非吸収性骨補填材料使用者の割合がほぼ同数という興味深い結果を得た（図2）。そこで本稿では、意見の分かれたサイナスフロアエレベーションにおける最適な骨補填材料について考えてみたい。

● 臨床的エビデンス

Trombelliら[20]は、バーティカルアプローチを用いたサイナスフロアエレベーションにおいて、骨補填材料として脱タンパクウシ骨（Bio-Oss）もしくはβ-TCPを用いた場合、どのような違いが生じるかについて多施設二重盲検ランダム化比較試験を行った。その結果、DBBM（Bio-Oss）とβ-TCPのどちらを用いても、合併症および患者負担の少ない、臨床的にも同等の良好な結果を得ることができることが示された。

またAghalooとMoy[9]は、さまざまな骨増生に関するシステマティックレビューのなかで、サイナスフロアエレベーションにおける骨補填材料についても検討を行い、どの骨補填材料を用いても臨床的に同等の良好な結果が得られることを示した。

このように、どちらの骨補填材料を用いても、臨床的にインプラントの生存率や成功率に差異はないと報告されている。

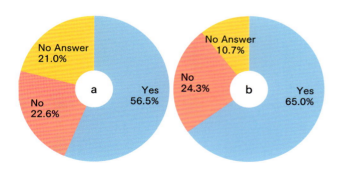

図1 「水平・垂直的骨増生時、吸収性骨補填材料ではなく、Bio-Oss を使用していますか？」とのアンケートの回答結果。リッジオグメンテーション時には、吸収性骨補填材料に比べて非吸収性骨補填材料を用いるインプラント医が多い。
a：日本口腔インプラント学会会員248名からの回答。
b：同会専門医103名からの回答。

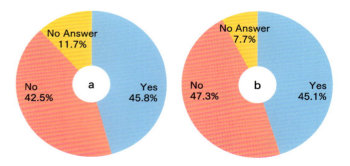

図2 「サイナスフロアエレベーション時、非吸収性の骨補填材料を使用しますか？」とのアンケートの回答結果。サイナスフロアエレベーション時には、吸収性骨補填材料と非吸収性骨補填材料を使用するインプラント医の割合はほぼ等しい。
a：日本口腔インプラント学会会員179名からの回答。
b：同会専門医91名からの回答。

（ともに参考文献19より引用改変）

●骨補填材料はどのようにはたらき、移植後どう変化するのか

それでは、組織学的にはどのような変化が生じるのであろうか。過去の多くの組織形態計測学的研究により、吸収性骨補填材料を移植すると非吸収性よりも残存骨補填材料の割合が低く、形成される新生骨の割合が高いことが示されている[21]。

日本大学歯学部歯周病学講座では、蓮池 聡先生を中心に、過去にはウサギ頭頂骨、近年はラット頭頂骨 GBA (guided bone augmentation) モデルを用いて、さまざまな条件で組織学的検討を行ってきた。図3は、移植骨として自家骨を用いた場合の移植後3ヵ月における組織像である。自家骨は吸収され、既存骨からレジンキャップ内を完全に満たすように、新生骨の形成が認められる。対してBio-Ossを用いた場合、吸収されずBio-Oss周囲を完全に取り囲み、這い上がるように旺盛な新生骨形成が生じる（図4）。

また村井ら[22]によるウサギ頭頂骨にβ-TCPを移植した同様の研究の結果、既存骨に近い部位におけるβ-TCPに付着した破骨細胞様細胞とキャップ内への新生骨の形成が認められた。すなわち、吸収性骨補填材料は足場としてはたらくとともに、既存骨に近い部位より徐々に吸収され、新生骨へと置換されていくことがわかる。

●吸収性骨補填材料と非吸収性骨補填材料はどちらが安全なのか

非吸収性骨補填材料は、外部と交通する可能性のある部位、たとえば歯周組織に移植後長期経過した後に、歯周炎が原因で重篤な細菌感染が生じ、一気に再生組織が破壊されることがある。それに対して吸収性骨補填材料は、長期的には自家骨に吸収置換されるため、そのような問題が生じにくい。しかしながらサイナスフロアエレベーションが成功裡に行われた場合、そこは閉鎖された空間であり、増生骨に同様の感染が生じる可能性は極めて低い。また吸収性骨補填材料は、「上顎洞内へ迷入してしまうなど万が一のことがあっても吸収してくれるから安全な骨補填材料である」との意見もみられる。確かに吸収性骨補填材料は生体内で加水分解されるが、緩徐に吸収されるのであり、上顎洞に迷入したら、基本的には自然孔から排出されない限り消失しない。すなわち上顎洞では吸収して自家骨に置き換わるか、吸収せずにボリュームを維持できるか、その2点においてのみ両骨補填材料の選択を比較する意義がある。では、どういった条件においてどちらの骨補填材料が有効なのであろうか。

体内に異物が残存することを是とする臨床家はいないであろう。すなわち、すべて自家骨に置き換わったうえでボリュームが維持されるのがもっとも理想的である。しかし、吸収して自家骨に置き換わる吸収性骨

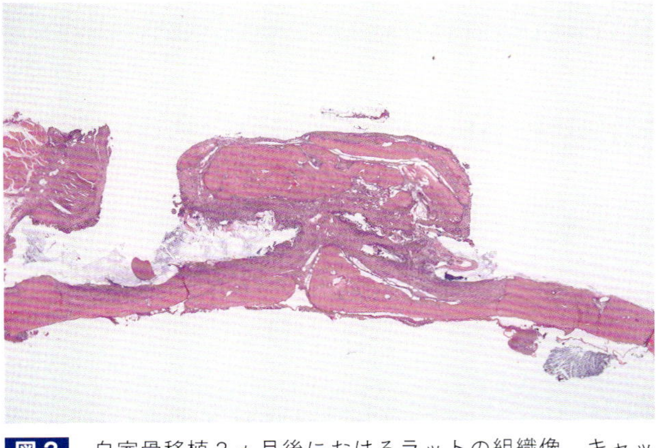

図3 自家骨移植3ヵ月後におけるラットの組織像。キャップ内全体が新生骨で満たされているのがわかる。

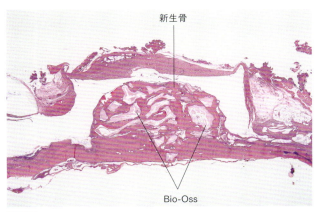

図4 Bio-Oss移植3ヵ月後における組織像。Bio-Ossを足場として、這い上がるように旺盛な骨形成がなされている。

（切片はいずれも日本大学歯学部歯周病学講座小澤康正先生のご厚意による）

補填材料は上顎洞では特に吸収が早く、ボリュームの維持が困難である。対して非吸収性の骨補填材料は、ボリューム維持はされるものの10年以上の長期にわたり残存することが示されている[21]。そこで、条件に応じ両骨補填材料を使い分けることを提案してみたい。

● どのような条件下で吸収性骨補填材料を移植する優位性があるのか

上顎洞底の形状は、症例によってさまざまである。特に残存歯が存在しうる場合としない場合でも、大きく異なる。隔壁の有無等の条件もあるが、残存歯が存在しない場合、上顎洞底は平坦な形態となることが多い。そのような条件でサイナスフロアエレベーションを行うと、特にバーティカルアプローチを行った場合、増生された組織はドーム状となる。呼吸によるシュナイダー膜を介した圧を受けることもあり、吸収性骨補填材料は徐々に(かつかなり早期に)吸収する。

しかしながら、隣在歯が残存しており上顎洞底のCBCT像がU字型を呈している場合には、図5〜9のように、比較的低侵襲で良好な結果が得られる場合がある。たとえば根面被覆術において、隣接歯間乳頭部の歯槽骨が高い位置に維持されていれば、完全な被覆が達成されやすいように、インプラント埋入部位の

吸収性骨補填材料を移植する優位性があると思われる症例

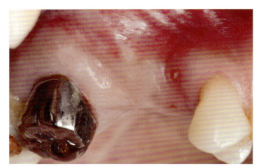
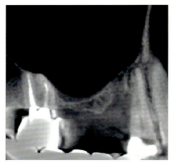
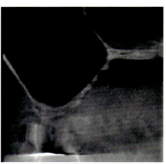

図5 インプラント埋入前の口腔内写真とCBCT像。埋入予定の6 5|部の残存歯槽骨量は少ない。隣接歯|7、|4の存在により、上顎洞底のCBCT像は近遠心的にU字型を呈している。

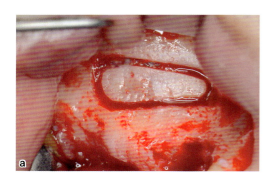
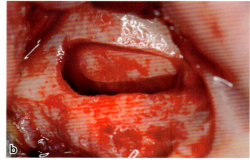
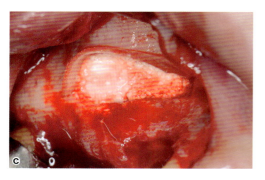
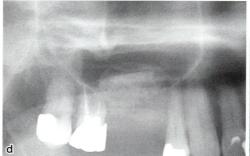
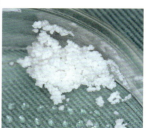

図6 ラテラルウィンドウテクニックにて、サイナスフロアエレベーションを行う。ピエゾサージェリーで上顎洞前壁皮質骨を切削(a, b)後、シュナイダー膜を剥離し(c)、吸収性骨補填材料β-TCP(セラソルブ)を填入し、吸収性メンブレン(BIOMEND)で被覆した(d)。

両側に骨があるようなケースでは挙上された上顎洞底部が維持されやすく、その結果、GBR法のようにスペースメイキングがなされ、骨補填材料の破骨細胞による貪食と、骨芽細胞による新生骨の形成が起こりやすいと考えられる。

つまり、上顎洞底がフラットな形状をしたケースでは、吸収しづらい非吸収性骨補填材料を用いてサイナスフロアエレベーションを行って骨吸収を防ぎ、隣在歯の存在するような上顎洞底がU字型のケースにおいては、吸収性骨補填材料を用いて積極的に自家骨を獲得することで、低侵襲で最適な結果が得られるのではないかと考える。

* * *

本稿では、本邦で承認済みの骨補填材料、未承認であっても臨床の現場で使用されている材料を紹介した。多孔質で骨伝導能が高く吸収しやすい材料、多孔質ではあるが吸収しにくい材料、圧縮強さが高く力学的に安定した材料、ペースト状の材料等、それぞれ特徴をもつことを理解していただけたと思う。骨移植術を行う際、材料が吸収して自家骨に置換するのが望ましいのか、あるいは吸収せず形態を保つのが望ましいのか等、条件に応じた使い分けも必要である。本稿が先生方の日常臨床の参考になれば幸いである。

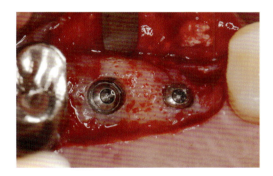
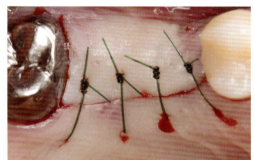
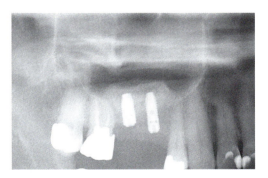

図7 サイナスフロアエレベーション後6ヵ月、エックス線学的に十分な骨増生が確認できたため、計画した位置にインプラント体を単純埋入した。

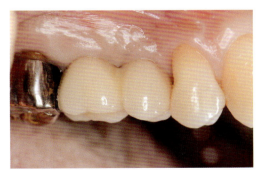

図8 インプラント埋入後6ヵ月時、最終補綴装置を装着した。

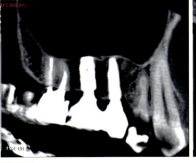
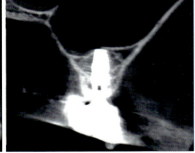

図9 サイナスフロアエレベーション後4年11ヵ月、インプラント埋入後4年4ヵ月のCBCT像。インプラント体根尖側に新たに上顎洞底を形成する皮質骨が認められるとともに、インプラント体が骨梁構造を有する新生骨で完全に覆われていることが確認できる。周囲粘膜、歯槽骨にも異常所見は認められず、臨床的な経過は良好である。

参考文献

1. Araújo MG, Lindhe J. Ridge alterations following tooth extraction with and without flap elevation: an experimental study in the dog. Clin Oral Implants Res 2009;20(6):545-549.

2. Covani U, Ricci M, Bozzolo G, Mangano F, Zini A, Barone A. Analysis of the pattern of the alveolar ridge remodelling following single tooth extraction. Clin Oral Implants Res 2011;22(8):820-825.

3. 一般社団法人日本インプラント臨床研究会(編). 文献と臨床のインプラントサイエンス 今読むべきインパクトの高い70論文&77症例. 東京：クインテッセンス，2016.

4. Benic GI, Hämmerle CH. Horizontal bone augmentation by means of guided bone regeneration. Periodontol 2000 2014;66(1):13-40.

5. Artzi Z, Weinreb M, Givol N, Rohrer MD, Nemcovsky CE, Prasad HS, Tal H. Biomaterial resorption rate and healing site morphology of inorganic bovine bone and beta-tricalcium phosphate in the canine: a 24-month longitudinal histologic study and morphometric analysis. Int J Oral Maxillofac Implants 2004;19(3):357-368.

6. Del Fabbro M, Testori T, Francetti L, Weinstein R. Systematic review of survival rates for implants placed in the grafted maxillary sinus. Int J Periodontics Restorative Dent 2004;24(6):565-577.

7. Jensen SS, Terheyden H. Bone augmentation procedures in localized defects in the alveolar ridge: clinical results with different bone grafts and bone-substitute materials. Int J Oral Maxillofac Implants 2009;24 Suppl:218-236.

8. Nkenke E, Stelzle F. Clinical outcomes of sinus floor augmentation for implant placement using autogenous bone or bone substitutes: a systematic review. Clin Oral Implants Res 2009;20 Suppl 4:124-133.

9. Aghaloo TL, Moy PK. Which hard tissue augmentation techniques are the most successful in furnishing bony support for implant placement? Int J Oral Maxillofac Implants 2007;22 Suppl:49-70.

10. Jelusic D, Zirk ML, Fienitz T, Plancak D, Puhar I, Rothamel D. Monophasic ß-TCP vs. biphasic HA/ß-TCP in two-stage sinus floor augmentation procedures - a prospective randomized clinical trial. Clin Oral Implants Res 2017;28(10):e175-e183.

11. Yamasaki N, Hirao M, Nanno K, Sugiyasu K, Tamai N, Hashimoto N, Yoshikawa H, Myoui A. A comparative assessment of synthetic ceramic bone substitutes with different composition and microstructure in rabbit femoral condyle model. J Biomed Mater Res B Appl Biomater 2009;91(2):788-798.

12. Riachi F, Naaman N, Tabarani C, Aboelsaad N, Aboushelib MN, Berberi A, Salameh Z. Influence of material properties on rate of resorption of two bone graft materials after sinus lift using radiographic assessment. Int J Dent 2012;2012:737262.

13. Fienitz T, Moses O, Klemm C, Happe A, Ferrari D, Kreppel M, Ormianer Z, Gal M, Rothamel D. Histological and radiological evaluation of sintered and non-sintered deproteinized bovine bone substitute materials in sinus augmentation procedures. A prospective, randomized-controlled, clinical multicenter study. Clin Oral Investig 2017;21(3):787-794.

14. Jensen SS, Terheyden H. Bone augmentation procedures in localized defects in the alveolar ridge: clinical results with different bone grafts and bone-substitute materials. Int J Oral Maxillofac Implants 2009;24 Suppl:218-236.

15. Motamedian SR, Khojaste M, Khojasteh A. Success rate of implants placed in autogenous bone blocks versus allogenic bone blocks: A systematic literature review. Ann Maxillofac Surg 2016;6(1):78-90.

16. Jambhekar S, Kernen F, Bidra AS. Clinical and histologic outcomes of socket grafting after flapless tooth extraction: a systematic review of randomized controlled clinical trials. J Prosthet Dent 2015;113(5):371-382.

17. Thoma DS, Naenni N, Benic GI, Muñoz F, Hämmerle CHF1, Jung RE1. Effect of ridge preservation for early implant placement - is there a need to remove the biomaterial? J Clin Periodontol 2017;44(5):556-565.

18. 一般社団法人日本インプラント臨床研究会(編). インプラントのためのインパクトの高い論文評価 第1回 Bone graft のための重要キーワードベスト論文. Quintessence DENTAL Implantology 2015;22(2):155-160.

19. 田中譲治. 岩野義弘(監修)，芦澤 仁，熱田 互，井汲憲治，佐藤博俊，塩田 真，武田朋子，水口稔之，若井広明(著). ザ・クリニカルクエスチョン 臨床家が知りたい「あの」インプラントの疑問に論文と経験で答える インプラントロジスト248名のアンケート調査結果から見えるもの. 東京：クインテッセンス出版，2018.

20. Trombelli L, Franceschetti G, Stacchi C, Minenna L, Riccardi O, Di Raimondo R, Rizzi A, Farina R. Minimally invasive transcrestal sinus floor elevation with deproteinized bovine bone or β-tricalcium phosphate: a multicenter, double-blind, randomized, controlled clinical trial. J Clin Periodontol 2014;41(3):311-319.

21. Mordenfeld A, Hallman M, Johansson CB, Albrektsson T. Histological and histomorphometrical analyses of biopsies harvested 11 years after maxillary sinus floor augmentation with deproteinized bovine and autogenous bone.Clin Oral Implants Res. 2010 Sep;21(9):961-970.

22. Murai M, Sato S, Fukase Y, Yamada Y, Komiyama K, Ito K. Effects of different sizes of beta-tricalcium phosphate particles on bone augmentation within a titanium cap in rabbit calvarium. Dent Mater J 2006;25(1):87-96.

最新 Topics ❷　メンブレン

世界の最新メンブレン 64種類
― 術式別臨床応用比較 ―

岩野 義弘
Iwano Yoshihiro

Melcherの仮説[1]に基づき、Nymanらによって最初のGTR法[2]が報告されてから30年近くが経過した。その間さまざまな種類のメンブレンが開発、販売され、現在吸収性、非吸収性ともに非常に多くの製品が臨床応用されている[3]。当初GTR法にのみ応用されていたメンブレンは、後にGBR法に応用されるようになり[4,5]、それにともない、生体親和性や細胞遮断性、組織統合性、スペースメイキング能力、操作性のより向上した製品が開発されるようになった。

GBR法におけるメンブレンのゴールドスタンダードは、ePTFEメンブレンであるGore-Texメンブレン（W.L. Gore & Associates）であったが、2012年にその販売が中止されると、それに代わる新たなメンブレンが求められるようになり、さらなる開発、提供へとつながることとなった。

そこで本稿では、現在本邦の歯科領域にて厚生労働省の承認を得ている材料[6]とあわせて、臨床医が積極的に取り入れている未承認材料も取り上げて整理するとともに、その臨床応用について、メンブレンに関する最新の術式別応用比較論文とあわせて考察する。

なお、便宜的にチタンメッシュも非吸収性メンブレンに含めることとした。

厚生労働省承認済みメンブレン

I 吸収性メンブレン

● BIOMEND
ウシ腱由来タイプIコラーゲン
製造：Zimmer Biomet Dental
販売：白鵬

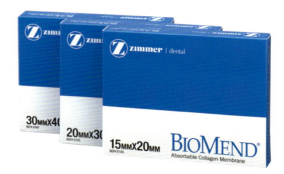

軟組織を排除するとともに、血小板凝集を惹起することによる創傷治癒の促進作用がある。15×20mm、20×30mm、30×40mmの3タイプがあり、吸収期間は8週以内と早いのが特徴である。

膜の固定は必要とせず、主に歯周組織再生療法を目的に使用されるため、GBR法に用いる際は吸収期間に留意する必要がある。

● コーケンティッシュガイド
ウシ真皮および腱由来タイプ I コラーゲン

製造：高研
販売：オリンパステルモバイオマテリアル

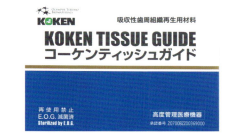

　ウシ真皮由来アテロコラーゲンとウシ腱由来不活性コラーゲンが 9：1 の割合で混合された液を凍結乾燥させた後、ジイソシアン酸ヘキサメチレンで化学架橋処理が施されている。BIOMEND 同様、軟組織を排除するとともに血小板凝集を惹起することによる創傷治癒の促進作用がある。25×40mm の 1 タイプのみで、吸収期間は 4 ～ 12 週である。基本的には膜の設置時に同封の吸収性縫合糸で固定して用いる。

● Bio-Gide
ブタ由来タイプ I およびタイプ III コラーゲン

製造：Geistlich
販売：デンタリード

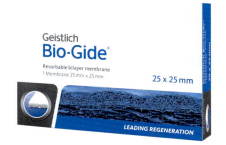

　タイプ I およびタイプ III コラーゲンによる二層構造で、平坦な層では軟組織の排除を行い、多孔性の層では毛細血管の侵入にともなう骨形成や血管形成の促進を行う。13×25、25×25、30×40、40×50mm の 4 タイプがあり、吸収期間は 8 ～ 12 週と GBR 用のメンブレンとしては早い。
　本材をチタンピンで固定し、その伸展性を利用して自家骨と Bio-Oss を 1：1 の割合で混和した骨補填材料を緊密に充填して移植するソーセージテクニック（Urban 考案）[7]は、ラテラルリッジオグメンテーションのみならずバーティカルリッジオグメンテーションにも応用可能であり、臨床の現場で広く用いられている。

● ジーシーメンブレン
乳酸ポリグリコール酸共重合体

製造販売：ジーシー

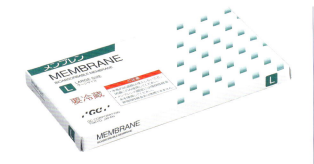

　完全な人工材料による吸収性メンブレン。15×25mm、25×35mm の 2 タイプがあり、吸収期間は 8 ～ 16 週である。厚さが 250 μm の膜状で、全面に約 20 μm の多孔性構造を有する。乳酸グリコール酸共重合体は、加水分解により乳酸とグリコール酸に分解され、クエン酸回路を経由して最終産物である水と二酸化炭素へと分解、排出される。
　他の吸収性メンブレンと比較して、張りがあるのが特徴である。

2 非吸収性メンブレン

● Jeil Ti メッシュ
チタンメッシュ
製造：Jeil Medical
販売：プロシード

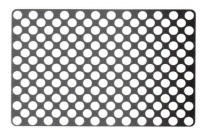

　チタン合金のスクリューでチタンメッシュを固定するシステム。1.2mm×8、10、12mmのマイクロスクリュー、1.4mm×3、4、5、6、8mmのJeilオートスクリュー、1.6mm×4、5、6、8、10、12mmのJeilオートスクリューミッド、2.0mm×4、5、6、8、10、12mmのJeilオートスクリューミニという多彩な固定用スクリューを有する。
　チタンメッシュは25×34mm、37×50mmの2種類で、それぞれ0.1mm、0.2mmの厚さである。リッジオグメンテーションに用いるが、その際に骨補填材料を併用する。また吸収性メンブレンを併用するべきという考え方もある。

● ウルトラフレックスメッシュプレート
チタンメッシュ
製造：ネクスト21
販売：京セラ

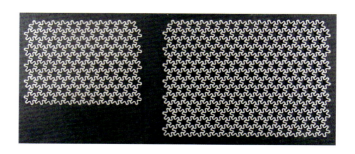

　チタン合金のスクリューでチタンメッシュを固定するシステムである。マーガレットメッシュ構造という特殊なメッシュ構造を有し、三次元的に自由度の高い屈曲が可能となっている。また応力が分散するため破折しにくい。
　純チタン製のスクリュー1.5mm×4、5、6mmを用いて、25×35mm、35×48mm、厚さ0.1mm、0.2mmのメッシュプレートを固定する。カッティングがしやすく、さまざまな大きさの骨欠損に応用しやすい。骨補填材料を併用し、ラテラルあるいはバーティカルリッジオグメンテーションに用いる。

● Ti ハニカムメンブレン
チタンメンブレン
製造販売：モリタ

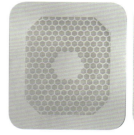
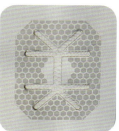

　ハニカム型フィルター構造で20μmと薄く、トリミングが容易である。特殊レーザー加工により、血液や栄養分は通過できても軟組織は迷入しない20μmの通気孔を50μm間隔で有する。フレームのある1歯用のS1と少数歯用のM1、多数歯用のL1、フレームのない少数歯用のM0と多数歯用のL0の5種類がある。フレームのあるタイプはフレーム面を骨面側に向けて設置する。チタンピンなどで固定すると、術後の微小動揺を防ぐことができる。またチタンメッシュには劣るものの、賦形性を有する。骨補填材料を併用しラテラル、バーティカルリッジオグメンテーションに用いる。

厚生労働省未承認メンブレン

1 吸収性メンブレン

- **BIOMEND Extend**
ウシ腱由来タイプⅠ
コラーゲン
製造：Zimmer Biomet Dental

軟組織を排除するとともに、血小板凝集を惹起することによる創傷治癒の促進作用がある。BIOMENDに比べて密度、溶解温度、圧縮強さ、引っ張り強さ、引き裂き強さが高く、吸収期間が18週とGBR法に適した長さになっている。15×20、20×30、30×40mmの3種類があり、主にラテラルあるいはバーティカルリッジオグメンテーションに用いる。

- **Ossix Plus**
ブタ由来タイプⅠ
コラーゲン
製造：Datum Dental

糖を架橋剤としたクロスリンク構造を有する吸収性コラーゲンメンブレンであり、16～24週と長い吸収期間を有する。15×20、20×30、30×40mmの3種類がある。溶解に対する抵抗性も強く、たとえ口腔内に露出しても、3～5週間は吸収されない。2001年の発売以来、世界の多くの国で用いられ、100以上の関連論文が報告されている。本邦では未承認であるものの、リッジオグメンテーションにおいて多くの臨床家に使用される材料である。

- **Jason membrane**
ブタ由来タイプⅠ
コラーゲン
製造：botiss

ブタ心膜由来で非常に薄くかつ伸展性があり、組織へのなじみの良いメンブレンである。15×20、20×30、30×40mmの3種類があり、12～24週と吸収期間が長い。本邦では未承認だが、Ossix Plusと同様、ラテラルおよびバーティカルリッジオグメンテーションで多くの臨床家に使用される材料である。

- **Alloderm GBR**
無細胞性凍結乾燥
ヒト由来皮膚基質
製造：BioHorizons

軟組織の増生に用いるヒト由来の人工真皮。軟組織再建に用いる同社のAlloderm（厚さ0.9～1.6mm）とほぼ同じ組成であり、GBR用に開発された0.5～0.9mmと薄い製品である。
10×10、10×20、10×40、20×20、20×40mmの5種類がある。

2 非吸収性メンブレン

- **Cytoplast**
dPTFE
製造：Osteogenics
Biomedical

TXT-200（複数歯欠損用）/TXT-200 Singles（単独歯欠損用）、GBR-200（複数歯欠損用）/GBR-200Singles（単独歯欠損用）、チタン強化型のTi-150/Ti-250のバリエーションがある。

TXT-200と同Singlesは厚さ200μm、0.3μm以下の小さな孔を有しており、オープンバリアメンブレンともいわれ、主にリッジプリザベーションに用いる。GBR-200と同Singlesはオリジナルのメンブレンであり、オープンメンブレン同様に0.3μm以下の非常に小さな孔を有する。チタン強化型メンブレンは厚さ150μm（Ti-150）と250μm（Ti-250）があり、部位別にそれぞれ4種類の形状を有する。ラテラルおよびバーティカルリッジオグメンテーションに応用する。

世界の主なメンブレン一覧 (2017年3月現在)

非吸収性メンブレン		材料	サイズ(mm)	孔径	厚さ(mm)	価格	製造元／販売元
Cytoplast	TXT-200	dPTFE	12×24 / 25×30	0.3μm 以下	0.2	$415(10枚) $290(4枚)	Osteogenics Biomedical
	GBR-200	dPTFE	12×24 / 25×30	0.3μm 以下	0.2	$415(10枚) $290(4枚)	
	Ti-150	チタン強化型 dPTFE	12×24 ほか10タイプ	1.36μm 以下	0.15	$265〜580 (2枚)	
	Ti-250	チタン強化型 dPTFE	12×24 ほか10タイプ	1.36μm 以下	0.25	$265〜580 (2枚)	
Tef-Gen	FD	dPTFE	25×30 / 25×60	0.2〜0.3μm	-	€55 / €79	Lifecore Biomedical
	Plus	dPTFE	25×30 / 25×60	0.2〜0.3μm	-	€59 / €89	
ACE Non Resorbable Membrane		dPTFE	11×21 ほか4タイプ	0.2μm 未満	0.2	-	ACE Surgical Supply
CYTOFLEX Tef-Guard	Smooth TEF-001	dPTFE	12×24 / 25×30	-	-	$370(10枚) $285(5枚)	Unicare Biomedical
	Smooth TEF-002	dPTFE	12×24 / 25×30	-	-	$370(10枚) $285(5枚)	
	Textured TEX-100	dPTFE	12×24 / 25×30	-	-	$440(10枚) $329(5枚)	
	Textured TEX-200	dPTFE	12×24 / 25×30	-	-	$440(10枚) $329(5枚)	
Permamem		high-density PTFE	15×20 / 20×30 / 30×40	-	-	-	botiss
Cytosurg		PTFE	12×24 / 25×30	0.3μm 以下	-	$38 / €66	Salvin Dental Specialties
Jeil Ti メッシュ		チタンメッシュ	25×34 / 37×50	-	0.1 0.2	¥18,000 ¥25,000	Jeil Medical／プロシード
ウルトラフレックスメッシュプレート		チタンメッシュ	25×35 / 35×48	-	0.1 0.2	¥20,000 ¥30,000	ネクスト21／京セラ
Cytoplast Osteo-Mesh TM-300		チタンメッシュ	25×34 / 45×45	0.5mm	0.1	$120 $150	Osteogenics Biomedical
Cytoflex MESH		チタンメッシュ	12×25 ほか3タイプ	-	0.1	$43〜86	Unicare Biomedical
チタンマイクロメッシュ		チタンメッシュ	60×120	-	0.1	$180	ACE Surgical Supply
	テンディングスクリュー用	チタンメッシュ	7×14	-	0.2	$63	
MESH-Ti Titanium Mesh		チタンメッシュ	25×34 / 37×50	1.48mm	0.2	$58.9 $93.5	Salvin Dental Specialties
FRIOS BoneShields	oval	チタンメッシュ	15×20 / 20×24	0.03mm	0.1	-	Symbios
	triangular	チタンメッシュ	14×16 / 17×21	0.03mm	0.1	-	
	implant fixed	チタンメッシュ	-	0.03mm	0.1	-	
	rectangular	チタンメッシュ	25×33	0.03mm	0.1	-	
Tocksystem Mesh		チタンメッシュ	-	0.1〜6.5mm	0.1	-	-
M-TAM		チタンメッシュ	-	1.7mm	0.1〜0.3	-	-
Ti ハニカムメンブレン	フレームあり	チタンメンブレン	S1：10×20 M1：22×25 L1：27×45	20μm	0.02	¥20,500 ¥28,000 ¥38,000	モリタ
	フレームなし	チタンメンブレン	M0：10×20 L0：22×25	20μm	0.02	¥26,500 ¥36,500	

最新 Topics ❷ メンブレン　**世界の最新メンブレン 64 種類**　―術式別臨床応用比較―

吸収性メンブレン		材料	サイズ(mm)	厚さ(mm)	吸収期間	価格	製造元/販売元
BIOMEND		ウシ腱由来タイプIコラーゲン	15×20/20×30/30×40	0.2	8週以内	¥10,000/17,500/23,000	Zimmer Biomet Dental / 白鵬
	Extend	ウシ腱由来タイプIコラーゲン	15×20/20×30/30×40	0.2	18週	$185/284/360	Zimmer Biomet Dental
コーケンティッシュガイド		ウシ真皮および腱由来タイプIコラーゲン	25×40	0.2	4〜12週	¥11,000	高研 / オリンパステルモバイオマテリアル
OsseoGuard		ウシ腱由来タイプIコラーゲン	15×20/20×30/30×40	-	24〜36週	$180/233/286	Zimmer Biomet Dental
	Flex	ウシ腱由来タイプIおよびタイプIIIコラーゲン	15×20/20×30/30×40	-	24〜36週	$180/233/286	
Cytoplast RTM Collagen		ウシ腱由来タイプIコラーゲン	15×20/20×30/30×40	-	26〜38週	$258/320/460	Osteogenics Biomedical
BioSorb		ウシ腱由来タイプIコラーゲン	15×20/20×30/30×40	-	26〜38週	-	3M ESPE
Neomem		ウシ腱由来タイプIコラーゲン	15×20/20×30/30×40	-	26〜38週	-	Citagenix
	FlexPlus	ウシ腱由来タイプIコラーゲン	15×20/20×30/30×40	-	12〜16週	-	
REGUARDE		ウシ腱由来タイプIコラーゲン	15×20/20×30/30×40	-	26〜38週	-	Implant Direct
Kontour Sustain		ウシ腱由来タイプIコラーゲン	-	-	16〜24週	-	
RCM6		ウシ腱由来タイプIコラーゲン	15×20/20×30/30×40	-	24週以上	$114/140/205	ACE Surgical
Mem-Lok		ウシ腱由来タイプIコラーゲン	15×20/20×30/30×40	-	26〜38週	$190/220/340	BioHorizons
conFORM Resorbable collagen Membrane		ウシ腱由来タイプIコラーゲン	15×20/20×30/30×40	-	12〜16週	$169/192/296	ACE Surgical
CollaGuide		ウシ腱由来タイプIコラーゲン	15×20/20×30/30×40	-	32週以内	$140/170/270	Curasan
Bio-Gide		ブタ由来タイプIおよびタイプIIIコラーゲン	13×25/25×25/30×40/40×50	-	8〜12週	¥16,000/19,000/29,300	Geistlich / デンタリード
Ossix	Plus	ブタ由来タイプIコラーゲン	15×20/20×30/30×40	-	16〜24週	$195/215/390	Datum Dental
	Volumax	ブタ由来タイプIコラーゲン	10×12.5〜10×40の4種	1.0〜2.0	-	$120〜240	
OptiMatrix		ブタ由来タイプIコラーゲン	15×20/20×30/30×40	-	-	$160/212/318	Osteohelth
Jason membrane		ブタ由来タイプIコラーゲン	15×20/20×30/30×40	-	12〜24週	-	botiss
Collprotect membrane		ブタ由来タイプIコラーゲン	15×20/20×30/30×40	0.4	8〜12週	-	
Renovix-Plus		ブタ由来タイプI、II、IIIコラーゲン	15×20/20×30/30×40	-	24週以内	$139/179/239	Salvin Dental Specialties
Xymphony		ブタ由来タイプIコラーゲン	15×20/20×30/30×40	-	33週以上	$124/174/234	
Creos xenoprotect		ブタ由来タイプIコラーゲン	15×20/25×30/30×40	-	-	-	Nobel Biocare
ジーシーメンブレン		乳酸ポリグリコール酸共重合体	15×25/25×35 孔径20μm	0.25	8〜16週	¥8,800 ¥12,800	ジーシー
Cytoflex Resorb		ポリ乳酸 / ポリグリコール酸	12×24/20×25/30×40	-	-	$49/74/105	Univare Biomedical
EpiGuide		ポリ乳酸	18×30	-	24〜48週	$178	Curasan
Atrisorb		ポリ乳酸	-	-	36〜48週	-	
Alloderm GBR		無細胞性凍結乾燥ヒト由来皮膚基質	10×10/10×40/20×20/20×40	0.5〜0.9	-	$185〜405	BioHorizons
Neomem		ウシ由来タイプIコラーゲン	10×20ほか3タイプ	0.5〜1.0	26〜38週	-	Citagenix
	FlexPlus	ウシ由来タイプIコラーゲン	10×20ほか3タイプ	1.0〜1.5	12〜16週	-	
Biofix		ヒト由来ポリグリコール酸	20×40ほか3タイプ	-	24〜48週	-	Integra
	Plus	ヒト由来ポリグリコール酸	20×40ほか4タイプ	-	24〜48週	-	
CopiOs	Pericardium Membrane	ウシ心膜由来タイプIコラーゲン	15×20/20×30/30×40	-	17〜26週	$215/295/377	Zimmer Biomet Dental
	Extend Membrane	ウシ心膜由来タイプIコラーゲン	15×20/20×30/30×40	-	18〜27週	-	
Puros Pericardium Allograft Membrane		ウシ心膜由来タイプIコラーゲン	15×20/20×30/30×40	-	-	-	

メンブレンの術式別応用比較論文一覧

論文タイトル、雑誌名、IF、著者、発行年 （IF：2019年1月現在のインパクトファクター）	研究デザインによる エビデンスレベル	目的	対象	比較 メンブレン
審美部位におけるインプラント埋入と同時のGBRに用いた2つの異なるメンブレンによる増生骨の安定性 "The Stability of Augmented Bone Between Two Different Membranes Used for Guided Bone Regeneration Simultaneous with Dental Implant Placement in the Esthetic Zone." Int J Oral Maxillofac Implants　IF：1.699 Arunjaroensuk S, Panmekiate S, Pimkhaokham A. 2018;33(1):206-216.		インプラント埋入と同時のGBRで、合成ポリ乳酸吸収性メンブレン、あるいは吸収性コラーゲンメンブレンを用いた場合に獲得した骨の安定性を評価する	包含基準および除外基準を満たした60名の患者。PLA群30名、バイオガイド群30名の上顎前歯～第一小臼歯単独欠損部位	ポリ乳酸吸収性メンブレン (Guidor) vs ブタ由来吸収性コラーゲンメンブレン (Bio-Gide)
垂直的骨増生後における骨レベルの変化：吸収性メンブレン vs チタン強化型メンブレン 6年の二重盲検ランダム化比較臨床試験 "Bone level variation after vertical ridge augmentation: resorbable barriers versus titanium-reinforced barriers. A 6-year double-blind randomized clinical trial." Int J Oral Maxillofac Implants　IF：1.699 Merli M, Moscatelli M, Mariotti G, Rotundo R, Bernardelli F, Nieri M. 2014;29(4):905-913.	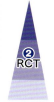	インプラント埋入時、2つの異なる自家骨を用いた垂直的骨増生テクニックの、荷重後6年後における効果を、二重盲検ランダム化比較臨床試験で比較する	インプラント埋入時に垂直的骨増生が必要な患者22名	ブタ由来吸収性コラーゲンメンブレン (Bio-Gide) vs 非吸収性チタン強化型ePTFEメンブレン (Gore-Tex)
吸収性および非吸収性メンブレンを用いたGBRと同時に埋入されたインプラントの12～14年後における長期予後 "Long-term outcome of implants placed with guided bone regeneration (GBR) using resorbable and non-resorbable membranes after 12-14 years." Clin Oral Implants Res　IF：4.305 Jung RE, Fenner N, Hämmerle CH, Zitzmann NU. 2013;24(10):1065-1073.	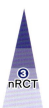	吸収性および非吸収性メンブレンを用いたGBRと同時に埋入されたインプラントの長期的アウトカムを評価する	平均56歳の72名（男性18名、女性54名）に埋入された265本のインプラント	ブタ由来吸収性コラーゲンメンブレン (Bio-Gide) vs 非吸収性ePTFEメンブレン (Gore-Tex)
骨再生誘導法におけるBio-Ossと吸収性メンブレンあるいは非吸収性メンブレンの組み合わせ "Resorbable versus nonresorbable membranes in combination with Bio-Oss for guided bone regeneration." Int J Oral Maxillofac Implants　IF：1.699 Zitzmann NU, Naef R, Schärer P. 1997;12(6):844-852.	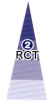	異種骨（Bio-Oss）を用いたGBRにおける、吸収性コラーゲンメンブレンと非吸収性ePTFEメンブレンの臨床評価を行う	包含基準および除外基準を満たし、2ヵ所にインプラント埋入を行う患者25名、裂開型骨欠損78部位、開窓型骨欠損3部位、混合型4部位。	ブタ由来吸収性コラーゲンメンブレン (Bio-Gide) vs 非吸収性ePTFEメンブレン (Gore-Tex)
チタンメッシュおよび吸収性メンブレンあるいは非吸収性メンブレンを用いた骨再生誘導法後の合併症発生率、および垂直方向の骨増生の評価 ランダム化臨床試験 "Evaluation of complication rates and vertical bone gain after guided bone regeneration with non-resorbable membranes versus titanium meshes and resorbable membranes. A randomized clinical trial." Clin Implant Dent Relat Res　IF：3.097 Cucchi A, Vignudelli E, Napolitano A, Marchetti C, Corinaldesi G. 2017;19(5):821-832	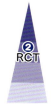	チタン強化型dPTFEメンブレン(cytoplast)、あるいはチタンメッシュ(Trinon)とクロスリンクコラーゲンメンブレン(Osseoguard)を用いた垂直的GBRを、合併症発生率と垂直的な骨増生量で評価する	包含基準および除外基準を満たした40名の患者。d-PTFE群20名、チタンメッシュ群20名。	非吸収性チタン強化型dPTFEメンブレン vs チタンメッシュ ＋ クロスリンク吸収性コラーゲンメンブレン
骨に対するクロスリンクもしくは非クロスリンクコラーゲンメンブレンの影響：システマティックレビュー "Effect of cross-linked vs non-cross-linked collagen membranes on bone: A systematic review." J Periodontal Res　IF：2.878 Jiménez Garcia J, Berghezan S, Caramês JMM, Dard MM, Marques DNS. 2017;52(6):955-964.	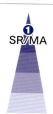	クロスリンクまたは非クロスリンクコラーゲンメンブレンを用いたGBRを、増生された骨量、術後の合併症、生体内でのメンブレン分解の観点で臨床的に比較する	2015年10月までに発表された主要文献データベースで収集した520文献	クロスリンク吸収性コラーゲンメンブレン vs 非クロスリンク吸収性コラーゲンメンブレン

※同一患者の口腔内で左右側（実験側と対照側）に異なった治療を行って比較する研究デザイン

最新Topics❷ メンブレン　**世界の最新メンブレン64種類** —術式別臨床応用比較—

研究方法（使用材料、手術方法）と評価方法	結果（有意差の有無）	結論	筆者（岩野）によるコメント
60名の患者をランダムに割り付け、インプラント埋入時に生じた裂開状骨欠損に対して、二相セラミックス（Straumann Bone Ceramic）を移植後、それぞれGuidorとBio-GideにてGBRを行い、術直後と6ヵ月経過時の唇側骨の厚みをCBCT像で評価した。	6ヵ月後にもすべての症例で頬側骨は残存していた。両群ともに術直後と比較して唇側骨の厚みは有意に減少していた。両群間で、減少率には差はなかった。	増生された骨の安定性という観点では、合成吸収性メンブレンは、吸収性コラーゲンメンブレンと同程度の効果を有する。	インプラント埋入と同時のGBR法を用いたラテラルリッジオグメンテーションで、どのメンブレンを用いても良好な結果が得られるとの結論は、特に一定数存在する生体由来材料を嫌う患者にとって、有益な情報である。
患者はコンピュータでランダム化後11名ずつの2グループに分けられた。インプラント埋入後、ボーントラップにて回収した骨を移植、テスト群には吸収性コラーゲンメンブレンを、コントロール群には非吸収性チタン強化型ePTFEメンブレンを設置し、ローディング後6年間追跡調査と評価を行った。放射線技師と患者は解析時、処置時に盲検法を採った。	テスト群の1名は引っ越しのためドロップアウトした。6年後における平均骨レベルは、テスト群（吸収性）で1.33mm、コントロール群（非吸収性）で1.00mm、調整後の両群間の差は0.15mmであり、両群間に有意差は認めなかった。荷重後いずれのインプラントにも失敗や合併症は生じなかった。	インプラント埋入と同時に垂直的骨増生を行う際、吸収性メンブレンと非吸収性メンブレンのどちらを用いても結果に差は生じない。	垂直的骨増生時、吸収性もしくは非吸収性どちらを用いても、スキャフォルドとして骨移植を併用した場合、同等の結果が得られる。吸収性メンブレンを用いる場合は、その吸収期間に留意して選択する必要がある。
インプラントはブローネマルクシステム256本、BIOMET 3i 8本、IMZ 1本が埋入された。術後153本のインプラントのスレッドが露出した。Bio-Ossを移植後112本に吸収性コラーゲンメンブレン（Bio-Gide）を、41本に非吸収性ePTFEメンブレンを用いたGBR法を行った。123本は通常埋入された。年1回のリコール、荷重12〜14年後に臨床的・エックス線学的評価を行った。	平均フォローアップ期間は12.5年で、この時点までの参加者は58名（80.5％）であった。生存率はコントロール群94.6％、吸収性群91.9％、非吸収性群92.6％であり、各群間に有意差は認めなかった。エックス線学的評価の結果、平均骨吸収量はコントロール群2.36mm、吸収性群2.4mm、非吸収性群2.53mmであり、各群間に有意差は認められなかった。	吸収性コラーゲンメンブレンおよび非吸収性ePTFEメンブレンによる、同時GBRをともなうインプラント埋入は、高い生存率を示す安全で予知性の高い治療法であることが示唆された。	遅延吸収性骨補填材のBio-Ossを用いたインプラント埋入と同時に行うGBRにより増生した骨は、10年を超える長期にわたり安定し機能するといえる。
患者をスプリットマウスデザイン*にてランダムに2群にわけ、インプラント埋入と同時に片方にはBio-Gide、もう片方にはGore-TexにてGBRを行った。二次手術時に欠損があった部位の形態評価を行った。	両群ともに骨欠損のサイズは有意に減少していたが、群間での差はなかった。平均骨欠損改善率はBio-Gideで92％、Gore-Tex群で78％であった。	吸収性コラーゲンメンブレンを用いたGBRは、ePTFEメンブレンを用いたGBRの代替法となりうると考えられる。	臨床の現場で遭遇することの多い開窓型あるいは裂開型骨欠損に対するインプラント埋入同時GBR法の重要なメンブレン比較論文である。正しく用いれば、メンブレンは吸収性でも非吸収性でも良好な結果が得られるといえる。
患者40名をランダムに2群に分けた。インプラント埋入と同時に自家骨と他家骨を1：1で混和して移植し、片方にはdPTFE、もう片方にはチタンメッシュ＋コラーゲンメンブレンでGBRを行った際の合併症発生率を、外科に関連したものと治癒に関連したものとに分類し記録した。インプラントの安定性と垂直的な増生量を評価した。	dPTFE群における合併症発生率は外科関連が5％、治癒期間中が15％であった。チタンメッシュ群では外科関連が15.8％で、治癒期間が21.1％であった。合併症発生率と垂直的な増生量に、両群間で有意な差はなかった。	萎縮した下顎臼歯部におけるGBRにおいて、合併症発生率とインプラントの安定性、垂直増生量は両手法で同程度であった。	合併症の発生は、骨増生の失敗につながるとともに、大きな患者負担を強いることにもなる。合併症の少ない材料を選択するとともに、適切な手技を心がけなければならない。
520文献から包含基準および除外基準に基づいて9論文を選定、メタ分析を行った。	多くの論文で4〜6ヵ月後の骨欠損改善率は、非クロスリンクコラーゲンメンブレン群で46.15〜94.6％、クロスリンクコラーゲンメンブレン群で44〜92.6％と報告されている。メタ解析の結果、クロスリンクコラーゲンメンブレンで露出が多い傾向にあったが、その差は有意ではなかった。	吸収性コラーゲンメンブレンを用いたGBRは、増生骨量という観点ではクロスリンク、非クロスリンク間で差はない。しかし組織との親和性や術後の合併症という観点では、非クロスリンクコラーゲンメンブレンがより良いようである。	当初、GBR法においては吸収が遅いメンブレンが有利であろうとの予測から開発されたクロスリンクコラーゲンメンブレンであるが、骨増生量には差はないようである。メンブレンは、操作性も含め、多角的に判断して選択したい。

41

＊　＊　＊

　GBR法におけるかつてのゴールドスタンダードであったGore-Texメンブレンの販売が停止されたことで、吸収性メンブレン、dPTFEメンブレン、チタンメッシュ等、さまざまなメンブレンが臨床の現場で使用される頻度が高くなってきた。そこで本稿では、本邦で承認済みのメンブレンとあわせて、未承認であっても多くの臨床医に使用されている非吸収性dPTFEメンブレンや吸収性メンブレンも紹介した。同じ吸収性メンブレンであっても、ウシやブタなど生体コラーゲン由来のものもあれば、化学的に合成されたものもある。

　チタンメッシュは、吸収性メンブレンと併用する臨床医も多い。最新のエビデンスによると、現在までのところ垂直的に4mm以上の骨増生が必要なケースを除いて、どのメンブレンを用いても同等の良好な結果が得られるようである。

　近年、チタンハニカムメンブレン等の新しいメンブレンも開発されており、今後さらにさまざまなメンブレンが市場提供されることが想定される。前項の骨補填材料とあわせて、それぞれの特徴をよく理解し、術者にとっての扱いやすさも考慮したうえで、最適な材料を選択することが望まれる。本稿が先生がたの臨床に少しでも参考になれば幸いである。

参考文献

1. Melcher AH. On the repair potential of periodontal tissues. J Periodontol. 1976;47(5):256-260.
2. Nyman S, Lindhe J, Karring T, Rylander H. New attachment following surgical treatment of human periodontal disease. J Clin Periodontol 1982;9(4):290-296.
3. 和泉雄一，伊藤公一，佐藤秀一(監修)，岩野義弘，武田朋子，松浦孝典，水谷幸嗣(著)．ペリオのための重要16キーワード・ベスト320論文 臨床編 世界のインパクトファクターを決めるトムソン・ロイター社が選出．東京：クインテッセンス出版，2015．
4. Dahlin C, Linde A, Gottlow J, Nyman S. Healing of bone defects by guided tissue regeneration. Plast Reconstr Surg 1988;81(5):672-676.
5. Nyman S, Lang NP, Buser D, Bragger U. Bone regeneration adjacent to titanium dental implants using guided tissue regeneration: a report of two cases. Int J Oral Maxillofac Implants 1990;5(1):9-14.
6. 一般社団法人日本インプラント臨床研究会(編)．インパクトの高いインプラント100論文＆80症例 世界の最新64種類メンブレン情報付き．東京：クインテッセンス出版，2018．
7. Urban IA, Nagursky H, Lozada JL, Nagy K. Horizontal ridge augmentation with a collagen membrane and a combination of particulated autogenous bone and anorganic bovine bone-derived mineral: a prospective case series in 25 patients. Int J Periodontics Restorative Dent 2013;33(3):299-307.

第二部

歯槽堤再生のための最適な材料および術式とは？
―何を、いつ、どう使う？―

Case 1 吸収性メンブレン固定のための骨膜水平マットレス縫合

Bio-Oss S × Bio-Gide

小田 師巳
Oda Norimi

I 術式のポイント

Buser[1]が提唱するGBR(guided bone regeneration)法は、インプラント埋入時の唇側裂開部分に自家骨とBio-Oss(Geistlich社)を留置し、その上に吸収性メンブレンBio-Gide(同社)を設置するシンプルな術式で、かつ長期の良好な予後が報告されている。しかし、吸収性メンブレンを設置するだけで固定をしない本術式は、縫合によるフラップのテンションに抵抗しきれず、インプラント唇側のショルダー部分の増生骨が吸収しやすいという特徴がある[2]。そこで必要に応じてチタン製のピンを設置し固定する方法が採られる[3]が、ピンが歯根へ穿孔するリスクや、ピンを除去する二次手術の必要がある。

そうしたなかUrban[4]は、吸収性縫合糸を用いた骨膜縫合で吸収性メンブレンを固定することで留置する骨補填材料の安定化を図り、より確実な増生効果を期待する「骨膜垂直マットレス縫合テクニック」を発表した(図1)。同論文は新しい術式を紹介する症例報告ではあるが、示された症例ではインプラントのショルダー部分に十分な厚みの硬組織が確認できる。本術式は、ピンの歯根への穿孔のリスクや、抜糸の必要がない。したがって、歯が隣接する単独歯欠損に対するインプラント治療では、ピンではなく吸収性縫合糸でメンブレンを固定する本術式が代替法になると論じている。

しかし、本術式で使用する縫合糸は吸収性であり、最初の1週間で引っ張り強さが50～60%と半減し、2週間後には20～30%まで減少するため、抜糸時(術後2週間)に十分な引っ張り強さを維持できていないであろうとも述べている。加えて、垂直マットレス縫合のための刺入・刺出は、減張切開部分の根尖側では技術的に難しく、難易度が高いと考えられる。

そこで筆者は、非吸収性縫合糸Gore-Tex(CV-5)を代わりに用いて引っ張り強さの低下を防ぎ、減張切開部分の根尖側の垂直マットレス縫合を比較的容易な水平マットレス縫合に変更した変法(48ページ図10)を用いた。短期経過ではあるが良好な予後を確認している。縫合は、口蓋の外側からフラップ内に刺入し、減張切開の根尖部で骨膜を水平に拾い、口蓋側外側に刺出して口腔外で結紮することで抜糸を可能としている。

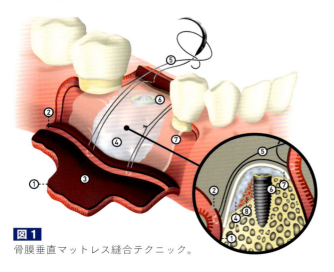

図1
骨膜垂直マットレス縫合テクニック。

2 本材料とメンブレンを選択した理由

現在、多種多様な骨補填材料が存在するが、外側性のGBRにおいて望まれる要件は、骨新生の促進と獲得したボリュームの維持である。骨形成能を有するのは自家骨のみであるが、自家骨だけでは吸収しやすいうえに増生後のボリュームの維持が難しく、非吸収性の骨補填材料の併用が望ましいと考えられている[5]。筆者はこれらを勘案し、かつ長期のデータが示されていることを重要視しているため、長期のボリューム安定性が示されているBio-Oss[1]を第一選択にしている。

インプラント患者にメンブレンを使う契機となったのは組織再生誘導法（GTR：guided tissue regeneration）で、1980年代後半に非吸収性のePTFEメンブレンがGBRに応用されるようになった[6]。しかしePTFEメンブレンは軟組織の裂開を起こしやすく、感染をともなう合併症のリスクが高いという問題があったため[7,8]、生体親和性が高く軟組織の裂開を起こしにくい吸収性メンブレンの開発が急がれた。

吸収性メンブレンの中でも動物由来のコラーゲンメンブレンは、親水性で血液や生理食塩水で湿らせることで操作性が容易になる。そのコラーゲンメンブレンで、もっとも研究データが蓄積されたもののひとつがBio-Gideである。ePTFEメンブレンと比較しても硬組織増生率は同等以上で、創面裂開のリスクが低く[9,10]、たとえ治癒期間中に裂開しても感染なく自然治癒することが多いため[11]、現在のGBRにおけるゴールドスタンダードとなっている。

3 治癒期間と見極め方法

骨補填材料の骨化度という観点からは、自家骨を骨補填材料に混合させると、初期の骨化に要する時間が短くなることがわかっている[12]。さらに、自家骨とBio-Ossの混合補填材料を用いた水平的硬組織増生術において、自家骨の混合割合が多い方が、獲得できる増生量も有意に多くなることが示されている[13]。しかし二次手術までの治癒期間については、使用するインプラント体の表面性状、骨欠損の大きさ、自家骨の混合比、および選択する二次手術の術式によって条件が異なるため、一概に決めることはできない。また、骨の成熟度はCBCTを撮影しても完全な把握が難しい。

SLA表面（sand-blasted large-grit acid-etched surface）をもつインプラント体を埋入し、パンチ法のようなフラップの剥離をともなわない二次手術を行う場合、治癒期間は一般的に8〜12週間[14]とされてきた。ところが、化学的に改良されたSLA表面をもつインプラント体（SLActive：ストローマン）をイヌの顎骨に埋入し、唇側裂開部にGBRを行ったところ、8週間で裂開部が硬組織で満たされていたことが示され、治癒期間を8週間に短縮しうることが示唆された[15]。しかし、GBRで増生された硬組織の表層部分が8〜12週程度の期間で成熟しているかどうかは臨床的には把握できないため、二次手術において、上皮下結合組織移植術のようなフラップを剥離する必要がある術式を選択する場合、一般的に3〜6ヵ月の治癒期間をおく臨床家が多いようである[3,16]。

4 本材料とメンブレンを選択した場合に留意すべき点

Bio-Ossには2種類の顆粒サイズがあり、筆者は本稿のようなGBRにおいては、血餅と混じりやすく操作性が良い小さいサイズ（Bio-Oss S）を使用している。

またBio-Gideは二層構造になっており、表裏があることに注意が必要である。滑らかな面が歯肉に接する上面で下面は粗くなっている。下面の粗さが血餅を安定させ、骨欠損部における骨芽細胞の成長を保護する。

国内でこれらの材料を使用するにあたり、もっとも注意が必要なのは薬事の問題であろう。Bio-GideとBio-Ossは、歯周組織の再生治療における使用に対して厚生労働省に承認されている。つまり、インプラント治療においては適応外使用であり、患者にその旨を説明し、同意を得る必要がある。筆者は同意書にその旨を記載し、患者の同意を得ている。

症例の概要

33歳女性。1⏌の歯肉に違和感を訴え来院した。2⏌1⏌、1⏋2⏌には連結されたジルコニアクラウンがそれぞれ装着されていた。1⏌根尖部に腫脹を認め、唇側中央部にプローブを挿入すると根尖まで到達したため、垂直性の歯根破折で抜歯適応と判断した。患者はインプラント治療を希望し、2⏌のジルコニアクラウンを除去し、治療期間中の暫間補綴装置の支台歯として利用することにも同意を得た。

抜歯後8週経過時にインプラント埋入手術を行った。歯槽骨の基底部にはインプラントの初期固定を得るのに十分な骨量が存在したが、唇側には裂開状の骨欠損を認めた。従来は、骨欠損部に自家骨とBio-Ossの混合補填材料を留置し、その上にBio-Gideを設置するGBR法を行ってきたが、吸収性メンブレンを設置するだけではフラップを閉じる縫合のテンションに抵抗できず、審美性の獲得・維持に重要なインプラントのショルダー部分の唇側骨が吸収する傾向にある[2]。そこで本症例では、縫合のテンションに抵抗できるよう非吸収性縫合糸で吸収性メンブレンを固定し、インプラントの唇側ショルダー部分に厚さ2mm以上の硬組織を獲得する計画を立てた。

術後経過は良好で、3ヵ月後にロール法を用いて二次手術を行い、プロビジョナルレストレーションを装着した。プロビジョナルレストレーションのサブジンジバルカントゥアを調整しながら6ヵ月経過観察し、最終補綴装置を装着した。

最終補綴装置装着後3ヵ月のCBCT像では、プラットフォームの唇側に厚さ約3mmの硬組織を認め、そこから歯冠側まで硬組織が増生されていた。

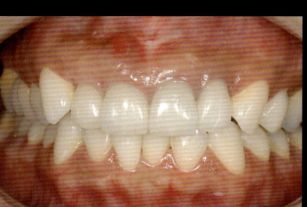
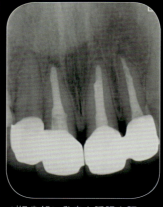
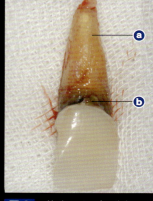

図1 初診時の口腔内写真正面観とデンタルエックス線写真。1⏌根尖部に発赤と腫脹を認め、プローブは唇側中央部で根尖まで達した。垂直性の歯根破折で抜歯適応と診断した。

図2 抜歯した1⏌。歯根に垂直性の破折線（ⓐ）と、唇側歯頸部に歯質の剥離（ⓑ）を認めた。

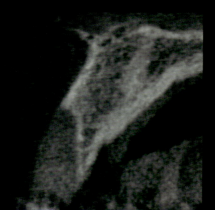

図3 1⏌抜歯後6週の1⏌部のCBCT像。唇側骨が非常に薄く、裂開状骨欠損を呈していることが推測される。

Case 1 吸収性メンブレン固定のための骨膜水平マットレス縫合　**Bio-Oss S** × **Bio-Gide**

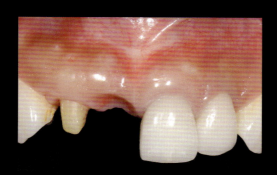
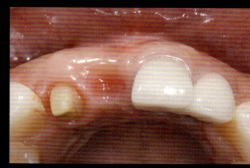

図4　1|抜歯後8週、インプラント埋入直前の1|部の状態。水平的な歯槽堤の吸収を認める。

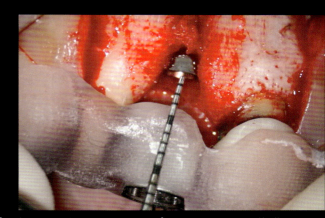

図5　インプラント埋入手術のためフラップを全層弁で剥離すると、唇側に裂開状骨欠損を認めた。

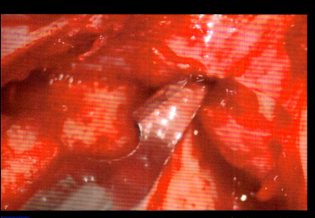

図6　減張切開は出血量が多くなるため、まず最初に唇側フラップに減張切開を加えたあと、インプラントのドリリング操作に入る。こうすることでインプラント体を埋入するころには出血が止まり、その後のGBRも行いやすい。サージカルガイドには術前に計画している補綴治療後の歯頸ラインの情報を付与しておき、術中に埋入深度を目視でも確認しながら手術を進める。

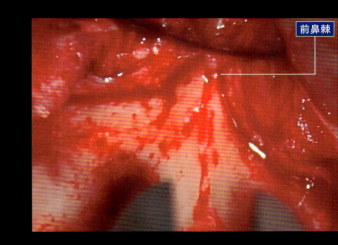

前鼻棘

図7　前鼻棘から、破骨鉗子やトレフィンバーを用いて自家骨を採取する。

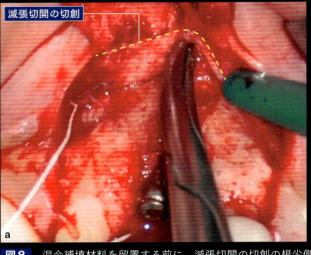
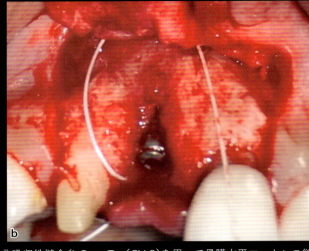

図8 混合補填材料を留置する前に、減張切開の切創の根尖側（**a**）に非吸収性縫合糸 Gore-Tex（CV-5）を用いて骨膜水平マットレス縫合を行い（**b**）、混合補填材料を留置後すぐに縫合できる準備をしておく。

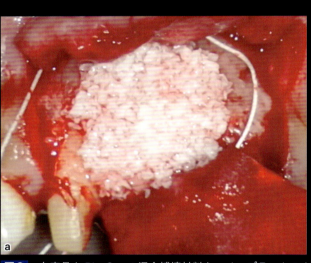
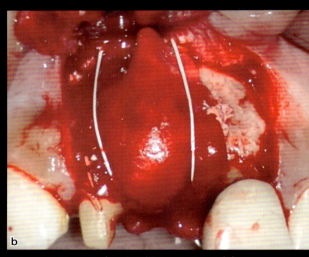

図9 自家骨と Bio-Oss の混合補填材料を、インプラントのカバースクリューが隠れる程度に歯冠側まで留置する（**a**）。さらにその上に Bio-Gide を設置し、図8で準備しておいた骨膜水平マットレス縫合で、速やかに結紮し固定する（**b**）。

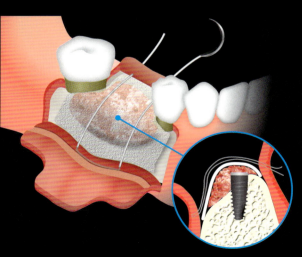
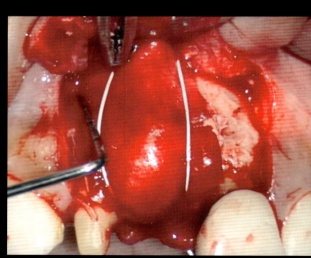

図10 骨膜水平マットレス縫合（骨膜垂直マットレス縫合の変法）。

図11 結紮後、プローブ等で Bio-Gide や縫合糸の位置を修正し、インプラントショルダー部分に混合補填材料が位置するよう調整する。

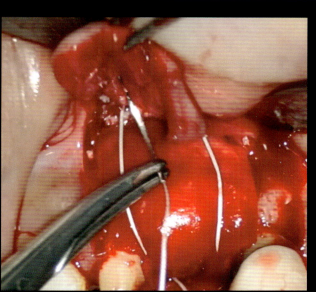
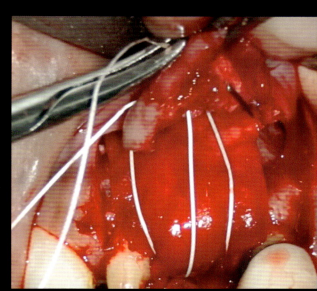

図12 続いて、減張切開の歯冠側にホールディングスーチャー（水平マットレス縫合）を行う。この縫合によって、歯槽頂の創面をテンションフリーで縫合することができる。

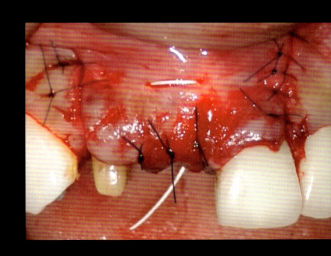

図13 歯槽頂と縦切開部は6-0のモノフィラメント縫合糸を用いて、テンションフリーで縫合した。術後に|1の歯頸ラインが退縮し、クラウンマージンが露出しないように、根面被覆の要領でフラップを歯冠側へ移動させて縫合した。

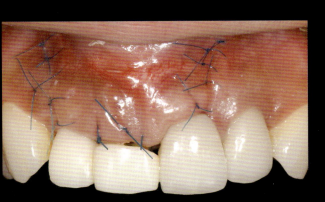
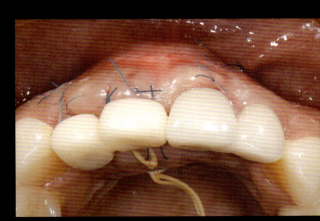

図14 術後2週、抜糸時の口腔内写真。フラップを十分に減張し歯冠側移動させて縫合したため、|1は縦切開を加えたにもかかわらず、クラウンマージンの露出を認めない。咬合面観では、口蓋側に骨膜水平マットレス縫合とホールディングスーチャーの、2本のマットレス縫合が結紮されているのが確認できる。

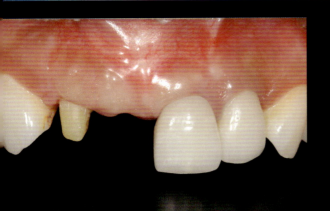
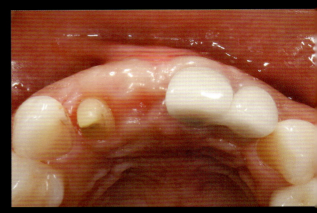

図15 インプラント埋入後3ヵ月経過時の二次手術直前の口腔内写真。歯槽堤が水平的にやや吸収しているため、二次手術はパンチ法ではなくロール法を選択した。

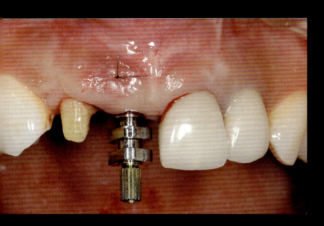
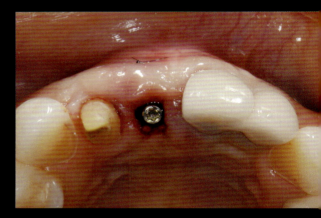
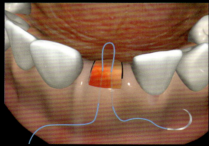
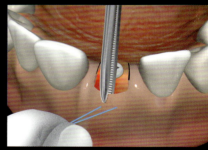

図16 ロール法のために半月状弁を形成し、上皮を除去したうえで半月状弁を唇側に内翻させ、縫合、固定した。その後、プロビジョナルレストレーション作製のための印象採得を行った。半月状弁の内側への翻転は、唇側から刺入したポジショニングスーチャーを半月状弁に通し、縫合糸を指で引きながら、ピンセットも用いて唇側フラップ内に引き込み、結紮する。

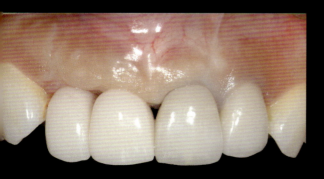
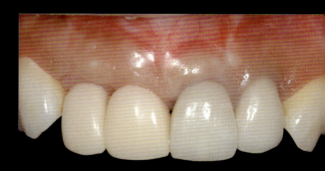

図17 2週間後、抜糸とプロビジョナルレストレーション装着時。1|1間に大きなブラックトライアングルを認める。プロビジョナルレストレーションのサブジンジバルカントゥアを調整しながら、歯間乳頭部がクリーピングしてくるのを待つ。

図18 プロビジョナルレストレーション装着後6ヵ月。歯間乳頭部の軟組織がクリーピングしてきたところで、最終補綴装置作製のための印象採得を行った。

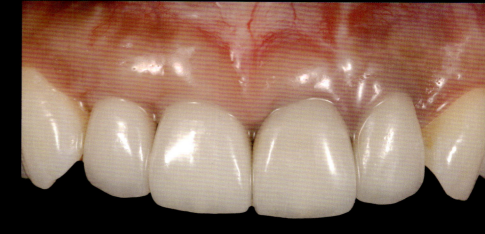
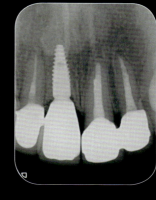
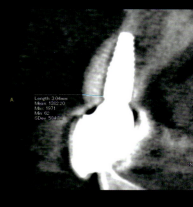

図19 最終補綴装置装着後3ヵ月経過時の口腔内写真、デンタルエックス線写真、CBCT像。|1 には縦切開を加え、フラップを剥離したにもかかわらず、クラウンマージンの露出は認めない。CBCT像では、インプラントのプラットフォームの唇側に厚さ約3mmの硬組織を認め、プラットフォームを越えて歯冠側まで硬組織が増生されている。これは、吸収性メンブレンを用いたGBRではなく、非吸収性メンブレンを用いた場合のCBCT像に見られる増生形態に似ている。このことから、吸収性メンブレンを縫合糸で固定することによって、混合補填材料を安定化させ、ショルダー部分の増生量を増やせる可能性がある。

参考文献

1. Chappuis V, Rahman L, Buser R, Janner SFM, Belser UC, Buser D. Effectiveness of Contour Augmentation with Guided Bone Regeneration: 10-Year Results. J Dent Res 2018;97(3):266-274.

2. Miyamoto Y, Obama T. Dental cone beam computed tomography analyses of postoperative labial bone thickness in maxillary anterior implants: comparing immediate and delayed implant placement. Int J Periodontics Restorative Dent 2011;31(3):215-225.

3. Urban IA, Nagursky H, Lozada JL, Nagy K. Horizontal ridge augmentation with a collagen membrane and a combination of particulated autogenous bone and anorganic bovine bone-derived mineral: a prospective case series in 25 patients. Int J Periodontics Restorative Dent 2013;33(3):299-307.

4. Urban IA, Lozada JL, Wessing B, Suárez-López del Amo F, Wang HL. Vertical Bone Grafting and Periosteal Vertical Mattress Suture for the Fixation of Resorbable Membranes and Stabilization of Particulate Grafts in Horizontal Guided Bone Regeneration to Achieve More Predictable Results: A Technical Report. Int J Periodontics Restorative Dent 2016;36(2):153-159.

5. Buser D, Hoffmann B, Bernard JP, Lussi A, Mettler D, Schenk RK. Evaluation of filling materials in membrane − protected bone defects. A comparative histomorphometric study in the mandible of miniature pigs. Clin Oral Implants Res 1998;9(3):137-150.

6. Nyman S, Lang NP, Buser D, Bragger U. Bone regeneration adjacent to titanium dental implants using guided tissue regeneration: a report of two cases. Int J Oral Maxillofac Implants 1990;5(1):9-14.

7. Becker W, Dahlin C, Becker BE, Lekholm U, van Steenberghe D, Higuchi K, Kultje C. The use of e-PTFE barrier membranes for bone promotion around titanium implants placed into extraction sockets: a prospective multicenter study. Int J Oral Maxillofac Implants 1994;9(1):31-40.

8. Augthun M, Yildirim M, Spiekermann H, Biesterfeld S. Healing of bone defects in combination with immediate implants using the membrane technique. Int J Oral Maxillofac Implants 1995;10(4):421-428.

9. Zitzmann NU, Naef R, Schärer P. Resorbable versus nonresorbable membranes in combination with Bio-Oss for guided bone regeneration. Int J Oral Maxillofac Implants 1997;12(6):844-852.

10. Jung RE, Fenner N, Hämmerle CH, Zitzmann NU. Long-term outcome of implants placed with guided bone regeneration (GBR) using resorbable and non-resorbable membranes after 12-14 years. Clin Oral Implants Res 2013;24(10):1065-1073.

11. von Arx T, Buser D. Horizontal ridge augmentation using autogenous block grafts and the guided bone regeneration technique with collagen membranes: a clinical study with 42 patients. Clin Oral Implants Res 2006;17(4):359-366.

12. Klijn RJ, Meijer GJ, Bronkhorst EM, Jansen JA. A meta-analysis of histomorphometric results and graft healing time of various biomaterials compared to autologous bone used as sinus floor augmentation material in humans. Tissue Eng Part B Rev 2010;16(5):493-507.

13. Aludden HC, Mordenfeld A, Hallman M, Dahlin C, Jensen T. Lateral ridge augmentation with Bio-Oss alone or Bio-Oss mixed with particulate autogenous bone graft: a systematic review. Send to Int J Oral Maxillofac Surg 2017;46(8):1030-1038.

14. Buser D, Chappuis V, Bornstein MM, Wittneben JG, Frei M, Belser UC. Long-term stability of contour augmentation with early implant placement following single tooth extraction in the esthetic zone: a prospective, cross-sectional study in 41 patients with a 5- to 9-year follow-up. J Periodontol 2013;84(11):1517-1527.

15. Schwarz F, Sager M, Ferrari D, Herten M, Wieland M, Becker J. Bone regeneration in dehiscence-type defects at non-submerged and submerged chemically modified (SLActive) and conventional SLA titanium implants: an immunohistochemical study in dogs. J Clin Periodontol 2008;35(1):64-75.

16. D. Buser, S. Chen, D. Wismeijer(編), 黒江敏史, 船越栄次(監訳). ITI Treatment Guide Volume 10 審美領域におけるインプラント治療：単独歯欠損修復に関する最新の治療法と材料. 東京：クインテッセンス出版, 2018.

Case 2 ラテラルインシジョンテクニック変法を用いたラテラルリッジオグメンテーション

Bio-Oss S × Bio-Gide

岩野 義弘
Iwano Yoshihiro

I 術式のポイント

GBR法成功のためには、新生骨が形成されるまでの間、遮断膜が露出せず粘膜下に維持される必要がある。遮断膜は異物であり、血行が阻害されると口腔内へ露出する危険性が増す。血行阻害は、歯肉弁に過度な緊張がかかったときに生じることが多い。

Buserら[1]は、歯肉弁にかかる緊張を極力排除した手術法として、1990年、最初のラテラルインシジョンテクニックを用いたGBR法によるラテラルリッジオグメンテーション症例を報告した。その後、より確実な歯肉弁の閉鎖を目的に、舌側の歯肉弁の角化粘膜と頬側の歯肉弁の骨膜とをマットレス縫合した後、粘膜同士の断続縫合を行う改良法が報告され[2]、その有効性は1996年、40症例という一連の報告にて立証された[3]。同法は、自家骨ブロック移植と非吸収性ePTFE膜によるGBR法にて骨増生後、インプラント体を埋入する手法であり、遮断膜の辺縁を最後方歯より2mm以上離して設置しなければならないとされている[4]。

インプラント体の初期固定が得られれば、埋入と同時に行う水平的骨増生は高い成功率をもって施術可能であり[5]、それによる治癒期間短縮は患者の利益にもなるが、インプラント体の埋入部位によっては、遮断膜を最後方歯に近接して設置する必要性が生じる。

そこで、ラテラルインシジョンテクニックの切開線を改変し、遮断膜辺縁の設置される最後方歯遠心部角化歯肉内に2mmの部分層弁を形成することによって血液供給量を増し、同部の舌側弁角化粘膜と頬側弁骨膜付き結合組織とをマットレス縫合することにより、確実な創面の閉鎖と治癒期間中における遮断膜露出リスクを回避するよう設計した[6]。しかし、従来法を応用するには自家骨ブロックの採取が必要であるため侵襲が大きく、チタン強化型Gore-Texメンブレンは現在発売されていない。そこで、移植骨として、二次的創傷の必要がない遅延吸収性骨補填材料Bio-Ossを用いるとともに、吸収性メンブレンBio-Gideにて移植骨を覆った。

下顎臼歯部におけるGBR法のもっとも一般的な切開法は歯槽頂切開である。歯槽頂切開後、頬舌側に全層弁を剥離翻転し、移植骨および遮断膜の設置後、歯肉弁に過度な緊張がかからないよう留意しながら、創面をマットレス縫合にて確実に閉鎖する必要がある。その際注意しなければならないのが、オトガイ神経の位置である。オトガイ孔から出てきたオトガイ神経は、オトガイ枝、下唇枝、口角枝に分枝する。骨膜減張切開において、万が一、下唇枝もしくは口角枝を損傷すると、オトガイ神経麻痺が生じる恐れがあるため、オトガイ孔の位置把握は重要となる。

138の乾燥頭蓋骨を用いた研究[7]より、オトガイ孔の位置は、75.36%の割合で下顎第二小臼歯根尖直下

に認められることが示されている。日本人の下顎第二小臼歯の平均歯根長は約13mmとされており、歯槽骨頂の位置は正常時でセメント－エナメル境（CEJ）の約2mm根尖側に位置する。さらに抜歯後頬側骨は約3mm吸収すること[8]、仮に下顎第二小臼歯が抜歯に至った場合、オトガイ孔は歯槽頂より根尖側に10mmの範囲内にあることが多いと想定される。

歯周病罹患歯では、オトガイ孔はさらに歯槽頂の近くに位置づけられる。さらに日本人を対象とした研究結果では、副オトガイ孔が約11%の患者に認められることが報告されている[9]。副オトガイ孔が存在する場合、舌側の顎舌骨筋を進展させて舌側弁の減張を行う手法も有効とされているが、本稿で詳解する方法もまた、安全に骨増生を行ううえでの有効な手法のひとつとなりうると考える。

2 本材料とメンブレンを選択した理由

Bio-Ossは、1986年スイス本国を皮切りに欧州各国で順次販売が開始されて以来、30年以上にわたって世界各国で使用されてきた、現在世界でもっとも臨床応用されている信頼性の高い骨補填材料である。1,000編以上の学術論文で支持されるとともに、2011年に厚生労働省による承認を受けたことも、選択理由のひとつである（適用外使用）。

リッジオグメンテーションでは、増生後の硬・軟組織形態が変化しないことが望ましい。Bio-Ossは遅延吸収性骨補填材料であるが、非吸収性骨補填材料と考えて良いと思われるほど、吸収の遅い材料である[10]。生体親和性も高く、適切な条件下であれば、既存骨から這い上がるように新生骨が形成される。そのため、特に骨体外側方向へ骨増生を行うようなケースでは、大変有用な骨補填材料である。

本法においては、チタン強化型ePTFEメンブレンGore-Texが第一選択であったが、2012年より発売が中止されたためBio-Ossと併用したGBRに関する報告が多く、Gore-Texメンブレンと比較しても、同等の骨増生量が獲得できると報告されている。また、メンブレン除去のための手術が必要ないBio-Gideを遮断膜として使用した。

3 治癒期間と見極め方

本稿で示した症例の患者は、広汎型重度慢性歯周炎に罹患しており、インプラント埋入前にまずは徹底した歯周基本治療による歯周炎の改善が必要な症例である。

本症例では、歯周基本治療終了後、垂直性骨欠損をともなう深い歯周ポケットが残存した部位に対して、エムドゲインを用いた歯周組織再生療法を施した。エムドゲインを用いた歯周組織再生療法のプロトコールにのっとり、8ヵ月後の再評価においてすべての歯周ポケットが4mm以下[10]となったことが確認でき、PCRが10%以下、さらにリアルタイムPCR法による歯周病原細菌検査にて安全性が確認できてからインプラント治療へと移行した[11]。治療期間はかかってしまうが、重度歯周炎の既往はインプラント周囲炎の明確なリスクであるため[12]、どうしても必要な期間であることを患者に理解してもらう必要がある。

インプラント埋入と同時に骨増生を行い、術後6ヵ月を経た後、二次手術と同時に遊離歯肉移植術を施した。プロビジョナルレストレーションを装着して、咬合の安定が図られた後に、最終補綴装置を装着した。

4 本材料とメンブレンを選択した場合に留意すべき点

露出したインプラント体表面には自家骨を移植し、その外側に血液を浸したBio-Ossを移植することで、インプラント体表面への新生骨形成を促す[13]。

Bio-Gideは天然歯から1mm離して設置するとともに、移植骨を完全に覆うように設置する。Gore-Tex縫合糸による縫合時、舌側弁の角化粘膜と頬側弁の骨膜とのマットレス縫合を2糸行うことで、メンブレンを歯冠側の方向から固定する[6]。

症例の概要

51歳女性。上顎前歯部の審美障害、歯が動いて気になるとの主訴で来院した。診査の結果、広汎型重度慢性歯周炎と診断し、6̄5̄は保存不可能であり、抜歯後インプラント治療を行う治療計画を立案、患者の同意を得て包括的歯科治療を開始した。

歯周基本治療時、6̄5̄の抜歯およびdPTFEメンブレンを用いたリッジプリザベーションを行った。歯周基本治療終了時の再評価検査にて、垂直性骨欠損をともなう深い歯周ポケットが残存した5̄|5、5̄に対し、エムドゲインを用いた歯周組織再生療法を行った。8ヵ月後の再評価検査にて改善を認めたため、インプラント治療へと移行した。

インプラント治療前の歯周病原細菌検査の結果、低リスクと判定されたため、診断用ワックスアップをスキャンしてSimplantソフトウェアにてCBCTデータとマッチング後、シミュレーションを行い、サージカルガイドを作製した。

一次手術はラテラルインシジョンテクニック変法にて切開剥離後、ガイデッドサージェリーにてインプラント体を2本埋入し、自家骨およびBio-Ossを移植、Bio-Gideにて被覆して、舌側角化粘膜と頬側骨膜とのマットレス縫合によるホールディングスーチャーと、粘膜同士の単純縫合によるクロージングスーチャーにて、テンションフリーで創面を閉鎖した。

6ヵ月待時後、二次手術を行うと同時に遊離角化歯肉移植術を施し、プロビジョナルレストレーションにて咬合の安定を図った後、上部補綴装置を装着した。

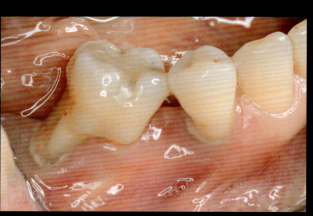
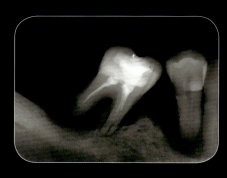

図1 初診時の口腔内写真とデンタルエックス線写真。6̄5̄は予後不良歯であり、辺縁歯肉の発赤腫脹および排膿を認める。デンタルエックス線写真では、根尖におよぶ骨吸収像を認める。

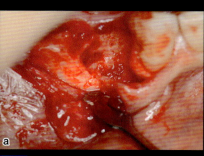
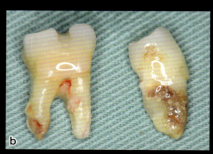
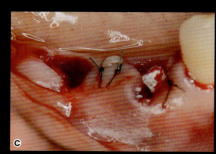

図2 歯周基本治療時の6̄5̄部の口腔内写真（a）。抜歯（b）およびdPTFEメンブレンを用いたリッジプリザベーションを行った（c）。

Case 2 ラテラルインシジョンテクニック変法を用いたラテラルリッジオグメンテーション　**Bio-Oss S ✕ Bio-Gide**

総菌数			400,000,000	cell/mL
P. gingivalis （P. g. 菌）	菌数		2,000	cell/mL
	対総菌数比率		0.00051	％
A. actinomycetemcomitans （A. a. 菌）	菌数		検出されず	
	対総菌数比率		検出されず	
T. denticola （T. d. 菌）	菌数		検出されず	
	対総菌数比率		検出されず	
T. forsythia （T. f. 菌）	菌数		検出されず	
	対総菌数比率		検出されず	
P. intermedia （P. i. 菌）	菌数		検出されず	
	対総菌数比率		検出されず	
Red complex （P. g. ＋ T. d. ＋ T. f.）	菌数		2,000	cell/mL
	対総菌数比率		0.00051	％

図3 インプラント治療前に歯周病原細菌検査を行ったところ、すべてのプロービングデプスが4mm以下となり、歯周病原細菌も安全なレベルであることが確認できたため、インプラント治療へと移行することとした。

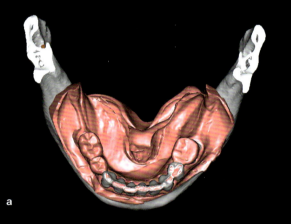
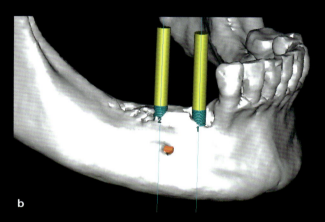

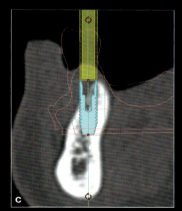
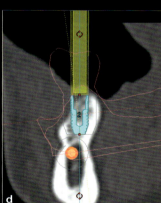

図4 診断用ワックスアップをスキャンしてSimplantソフトウェアにてCBCTデータとマッチング後(**a**)、シミュレーションを行い(**b～d**)、骨増生の計画を立案した。オトガイ孔が高位にあるため、骨増生後頬側粘膜内への減張切開は危険であることが示唆される。

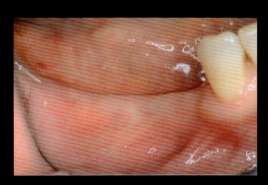
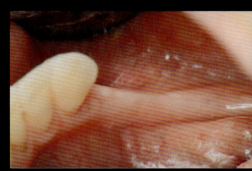

図5 インプラント埋入前の6 5部の口腔内写真。顎堤の高さは十分であるが、頬舌的な幅が不足している。

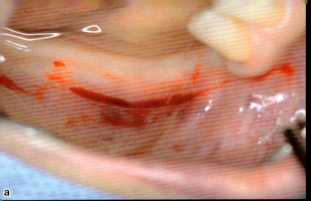
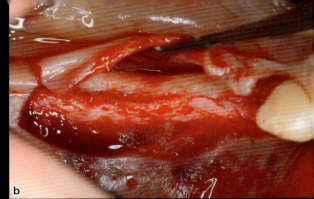

図6 #15c 替刃メスにて MGJ より 4 mm 根尖側の頬粘膜内に、レトロモラーパッド付近より最後方歯近心へ向かう部分層切開を加えた(**a**)。横切開最近心部に 3|近心隅角へ続く縦切開を加え、3|遠心部の歯肉溝切開へと連続した後、横切開最遠心部に歯槽頂を横切る縦切開を加えた。続いて遠心より歯槽頂へ向かう部分層弁を形成し、歯槽骨頂部の全層切開へと連続させた。3|遠心の骨膜および結合組織は 2 mm 残存させ、全層切開を舌側まで行い、舌側フラップを全層弁で剥離翻転した(**b**)[6]。

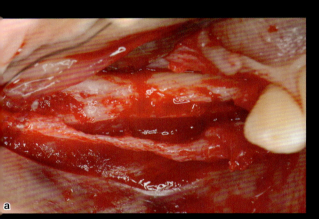
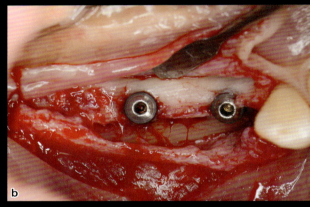

図7 頬側フラップを全層弁で剥離翻転し(**a**)、ガイデッドサージェリーにてインプラント体(Astra Tech Implant TX 3.5× 8 mm、3.5×11mm)を計画通りの位置に埋入したところ、頬側に裂開型骨欠損が生じた(**b**)。

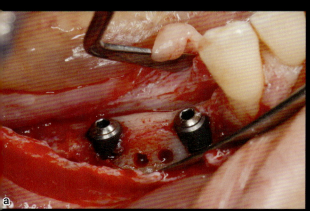
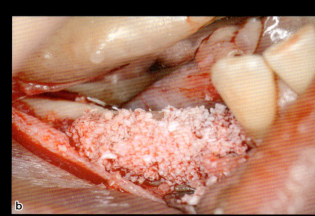

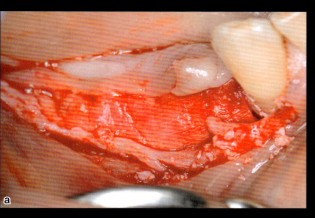
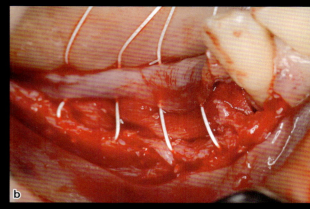
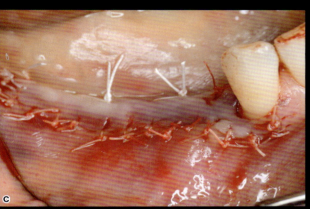
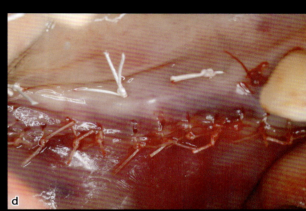

図9 骨補填材料の上を Bio-Gide にて被覆した後（**a**）、舌側弁の角化粘膜と頬側弁の骨膜との間で、Gore-Tex 縫合糸 CV- 5 にてマットレス縫合を行い（**b**）、角化粘膜同士は吸収性縫合糸 5 - 0 Vicryl にて単純縫合した（**c, d**）。

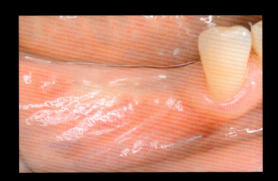

図10 インプラント埋入後7ヵ月時の口腔内写真。角化粘膜の不足が顕著である。そのため遊離角化歯肉移植術を行うこととした。

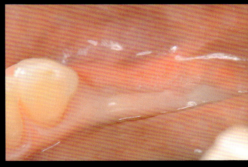

図11 遊離角化歯肉移植術。部分層弁を形成して根尖側に骨膜縫合した後、ヒーリングアバットメントを装着する。

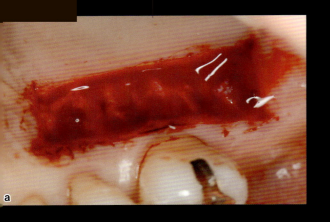
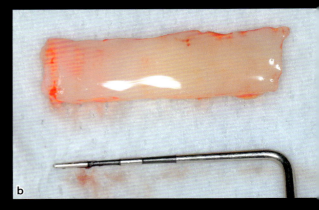
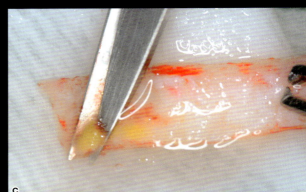

図12 治療部位と同側の口蓋より遊離角化歯肉を採取し（**a**, **b**）、脂肪組織を除去する（**c**）。

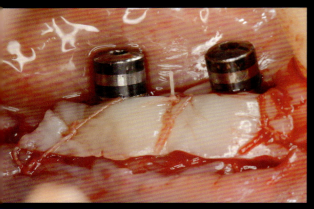

図13 遊離角化歯肉を形成した受容床に移植し、5 - 0 Vicryl にて縫合した。

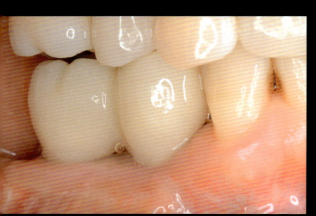
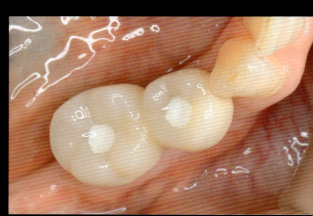

図14 遊離角化歯肉移植術から3ヵ月後の口腔内写真。術部の治癒が良好だったため、補綴治療へ移行する。約8ヵ月間プロビジョナルレストレーションを装着して、咬合の安定を図った。さらに、歯間ブラシおよびスーパーフロスで清掃しやすいように留意した。

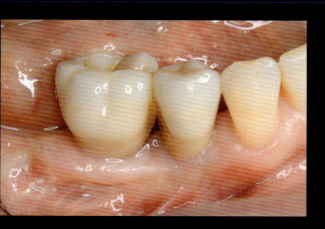
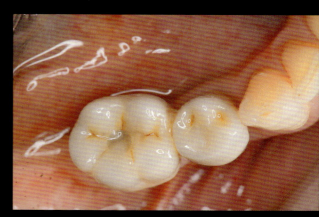
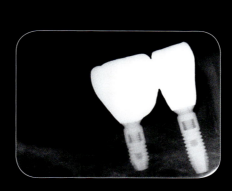
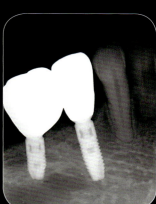

図15 最終補綴装着後2年の口腔内写真とデンタルエックス線写真。重度歯周炎既往患者であることから、最終補綴装置としてプラークが付着しづらい点、また術者可撤式である点を考慮し、チタンベースのフルジルコニアクラウンを咬合面からスクリュー固定した。現在、メインテナンス移行後2年が経過しているが、経過は良好である。

参考文献

1. Buser D, Brägger U, Lang NP, Nyman S. Regeneration and enlargement of jaw bone using guided tissue regeneration. Clin Oral Implants Res 1990;1(1):22-32.

2. Buser D, Dula K, Belser UC, Hirt HP, Berthold H. Localized ridge augmentation using guided bone regeneration. II. Surgical procedure in the mandible. Int J Periodontics Restorative Dent 1995;15(1):10-29.

3. Buser D, Dula K, Hirt HP, Schenk RK. Lateral ridge augmentation using autografts and barrier membranes: a clinical study with 40 partially edentulous patients. J Oral Maxillofac Surg 1996;54(4):420-433.

4. Buser D, Dula K, Hess D, Hirt HP, Belser UC. Localized ridge augmentation with autografts and barrier membranes. Periodontol 2000 1999;19:151-163.

5. Hämmerle CH, Lang NP. Single stage surgery combining transmucosal implant placement with guided bone regeneration and bioresorbable materials. Clin Oral Implants Res 2001;12(1):9-18.

6. 岩野義弘, 笹谷和伸, 古市嘉秀, 笛木 貴, 小倉隆一, 田中譲治. オトガイ孔に留意した骨造成術：ラテラルインシジョンテクニック変法を用いた水平的歯槽堤増大術. 日口腔インプラント会誌 2016;29(4):265-272.

7. Shankland WE 2nd. The position of the mental foramen in Asian Indians. J Oral Implantol 1994;20(2):118-123.

8. Araújo MG, Sukekava F, Wennström JL, Lindhe J. Ridge alterations following implant placement in fresh extraction sockets: an experimental study in the dog. J Clin Periodontol 2005;32(6):645-652.

9. Katakami K, Mishima A, Shiozaki K, Shimoda S, Hamada Y, Kobayashi K. Characteristics of accessory mental foramina observed on limited cone-beam computed tomography images. J Endod 2008;34(12):1441-1445.

10. Mordenfeld A, Hallman M, Johansson CB, Albrektsson T. Histological and histomorphometrical analyses of biopsies harvested 11 years after maxillary sinus floor augmentation with deproteinized bovine and autogenous bone. Clin Oral Implants Res 2010;21(9):961-970.

11. 渥美克幸, 泉 英之, 岩野義弘, 上野博司, 斎田寛之, 清水 宏, 須藤 享, 髙田光彦, 築山鉄平, 中島稔博, 二階堂雅彦, 林 洋介, 平山富興, 山下素史, 吉田健二(著). 別冊ザ・クインテッセンス YEARBOOK 2018 気鋭歯科医師が歯を残す・守る．そのエビデンスとテクニック, 患者説明. 東京：クインテッセンス出版, 2018.

12. 和泉雄一, 佐藤秀一(監修), 岩野義弘, 髙山忠裕, 武田朋子, 松浦孝典, 水谷幸嗣, 村上恵子(著). 歯科衛生士のためのペリオ・インプラント重要12キーワード ベスト240論文 世界のインパクトファクターを決めるトムソン・ロイター社が選出. 東京：クインテッセンス出版, 2017.

13. Wang HL, Misch C, Neiva RF. "Sandwich" bone augmentation technique: rationale and report of pilot cases. Int J Periodontics Restorative Dent 2004;24(3):232-245.

Case 3 軟組織のためのリッジプリザベーション

Bio-Oss L & S × 上皮-上皮下結合組織

岡田素平太
Okada Soheita

1 術式のポイント

現在のリッジプリザベーションの術式には、硬組織の保存術と軟組織の保存術の2種類がある。これらはまったく用途および治癒期間が異なる。円滑なインプラント埋入を行ううえで重要なポイントは、抜歯後のインプラント埋入時に、硬軟組織がいかに温存されているかどうかである[1]。本稿の症例では、軟組織のリッジプリザベーションにおける骨補填材料として遅延吸収型骨補填材料（DBBM：Bio-Oss）を用いて抜歯窩を封鎖し、上皮－上皮下結合組織移植片を用いて[2]短期間でリッジプリザベーションを行った。

本術式のポイントは、慎重な抜歯と、抜歯窩の唇側骨壁を温存し死腔がないよう骨補填材料を密に充填することである。死腔があると移植片が動きやすくなり、新生血管が再生しづらく、移植片の細胞やコラーゲンに酸素が届かず壊死する可能性が高くなる。また骨補填材料填入の際、抜歯窩内から血液がよく浸透していることを確認する。浸透が少ない場合は抜歯窩内の骨にラウンドバー等で穿孔を行い、血液供給を確保する。

また、抜歯窩を封鎖する材料として、Zucchelliテクニックにて[3]口蓋側から均一な厚さの上皮－上皮下結合組織移植片を採取し、生理食塩水に浸しながら上皮部分を残してパンチアウトにてトリミングする方法を行っている。以前は口腔内でパンチアウトし、歯肉パンチ部位の上部に切開ラインを入れて上皮－上皮下結合組織移植片を採取していたが、上皮下結合組織の部分が十分に採取できない場合がある。Zucchelliテクニックは、均一な厚さの上皮付き結合組織移植片を採取し、上皮部分を残してトリミングする。これにより、確実に厚みと幅のある上皮－上皮下結合組織を確保することができる。

その後、抜歯窩内にエンベロップフラップ（縦切開を入れない粘膜骨膜弁）を形成して移植片の上皮下結合組織部分を挟み込み、ポジショニングスーチャーとクロス縫合にて確実に固定する。さらに単純縫合を加えて強固に抜歯窩と移植片を固定することが、移植片を壊死させないポイントである。これら一連の術式をインプラント埋入前に行うことで、十分な抜歯窩の保存が可能となり、インプラント埋入時に行うGBRが小規模で、かつ減張切開なしにフラップを元の位置に戻すことができる。これによって歯肉－歯槽粘膜境（MGJ）が維持でき、歯肉の厚みが増加する。二次手術時にロールテクニックを行うことによって、唇側角化歯肉の厚みの増生がさらに期待できる。

2 本材料とメンブレンを選択した理由

リッジプリザベーションは、インプラント埋入のための硬・軟組織の増生・温存を目的に行われる。した

がって、抜歯窩に充填する骨補填材料と、その漏出を防止する封鎖材料が選択される。筆者が多用するのは、骨補填材料として Bio-Oss、封鎖材料として患者から採取した上皮-上皮下結合組織である。

Darby ら[4]のシステマティックレビューによると、抜歯窩内に Bio-Oss を充填し、軟組織移植片あるいは吸収性のメンブレンで一時閉鎖する方法が、現在の一般的なリッジプリザベーションの術式として報告されている。また本術式は、研究データが豊富に蓄積されている。Jung ら[5]による骨補填材料別の研究では、骨補填材料として骨置換率が高く吸収が早い β-TCP と吸収が遅い Bio-Oss、抜歯窩封鎖材料として吸収性のメンブレン（Mucograft）と軟組織移植片を使用し、6ヵ月後に CBCT 像で垂直・水平的骨吸収量を比較検討したところ、対照群の自然治癒より β-TCP を使用した術部の骨吸収が特に大きかったと報告されている。これに対し、Bio-Oss を使用した術部は骨吸収が少なかった。さらに、解剖学的に抜歯窩における束状骨（線維骨）などの組織は、抜歯後 6ヵ月までに吸収されると報告されている[6,7]。このためリッジプリザベーションでは、顎堤温存のために Bio-Oss を選択している。

審美部位の抜歯窩封鎖材料には歯肉移植片を使用する。歯肉移植片には、口蓋から歯肉パンチにより採取する上皮-上皮下結合組織移植片パンチテクニック[8]と、上皮-上皮下結合組織移植片を用いるオンレーインターポジショナルグラフト[2]がある。抜歯窩のような血流の乏しい術部では、歯肉移植片への血液供給が不足しがちである。前者の上皮-上皮下結合組織移植片では、抜歯窩周囲や抜歯窩内からの血液供給が確保しづらく、移植片が生着せずに壊死しやすい。

筆者が行っている、後者の上皮-上皮下結合組織移植片を用いるオンレーインターポジショナルグラフトは、抜歯窩内にエンベロップフラップを形成し、辺縁歯肉直下から根尖方向へ上皮付きではない上皮下結合組織の両端を唇舌的に挟み込むことにより、パンチテクニックの欠点だった血液供給不足を改善できる。この上皮-上皮下結合組織は生着率が高く、リッジプリザベーションにおける抜歯窩封鎖材料として信頼性が高いと報告されている[9]。

3 治癒期間と見極め方法

リッジプリザベーションは、インプラント埋入までの治癒期間によって 3 つに分かれる[1]。
(i) 抜歯後 6～8 週の治癒で軟組織を保存する
(ii) 抜歯後 4～6ヵ月の治癒で硬・軟組織を保存する
(iii) 抜歯後 6ヵ月以上の治癒で硬組織を保存する

本稿症例は、(i)の方法でインプラント埋入を行った。本法はインプラント埋入時に抜歯窩内の骨補填材料が骨化していないため、以前は軟組織が入り込むことを懸念し抜歯窩から骨補填材料を除去していた。近年では、(i)の方法において抜歯窩に骨補填材料が充填されたままインプラントを埋入しても、BIC（骨とインプラントの接触率）は変わらないことが分かって来ている[10]。骨補填材料を無駄にすることなく、早期インプラント埋入のタイムテーブルも変更せずにすむ術式である。

4 本材料とメンブレンを選択した場合に留意すべき点

Bio-Oss には顆粒の大きさ別にSとLがあるが、軟組織移植片を使用する場合、抜歯窩内にエンベロップフラップを形成するため、S のみだと抜歯窩内に切開した創の中に Bio-Oss の顆粒が迷入してしまう場合があるためLを選択する。また抜歯窩が狭小であればまず根尖部にSを、その後切開線部分ではLを使用し、抜歯窩の形態に合わせて Bio-Oss の大きさを使い分ける。Bio-Oss に10％コラーゲンが入った骨補填材料 Bio-Oss collagen（Geistlich）を用いれば、簡便に骨補填材料を抜歯窩の形態に合わせることができるが、本邦では未承認であるため、現在のところ Bio-Oss 単体で使用し、抜歯窩内に死腔ができないよう細やかに充填するほかない。死腔を作らないようにすることは、移植片の強固な固定と、ひいては新生血管等の良好な増生・治癒につながる。

なお最後に、筆者が用いているこれらの骨補填材料は、日本でのインプラント治療には適応外使用となるため、患者の同意が必須となることを付記しておく。

症例の概要

　53歳女性、1|に違和感を覚えるも放置したところ、2 1|、|1 2 の連結冠がコアごと脱離した。1|、|2 に破折線を認め、う蝕および垂直性の歯根破折で抜歯と診断した。患者は3|3 をあまり削りたくないことと、|1 2 失活歯の再治療を希望した。

　患者は 2 1|抜歯後6～8週間以内のインプラント埋入を希望したため、抜歯と同時に軟組織のリッジプリザベーションを行い、その後早期にインプラントを埋入することとした。慎重に 2 1|を抜歯し、Bio-Oss を抜歯窩内に充填した。また患者が片側採取を希望した軟組織採取は、Zucchelli テクニックにて|4 - 6 の口蓋から均一な厚さの上皮付き結合組織移植片を採取し1|部に、|7 部の口蓋から歯肉パンチで上皮 - 上皮下結合組織移植片を採取し2|部に移植した。移植片は、抜歯窩歯肉内にエンベロップフラップを形成して抜歯窩の辺縁歯肉直下に挟み込みポジショニングスーチャーとクロス縫合にて固定し、6糸単純縫合にて緊密に縫合した。

　8週間後、インプラント埋入を行った。抜歯窩の骨補填材料は除去せず、三次元的なインプラントの埋入[11]を考慮してインプラント床を形成した。またインプラント体の根尖部に穿孔を認めたため、小規模な GBR を行った。

　術後の経過は良好で、約3ヵ月後にロールテクニックにて二次手術を行い、プロビジョナルレストレーションにてエマージェンスプロファイル、トラディショナルカントゥアを調整した。埋入後6ヵ月時、カスタムインプレッションコーピングで最終印象採得を行い、最終補綴装置を装着した。

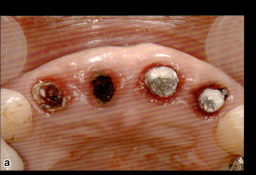
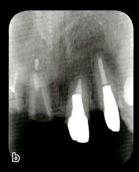
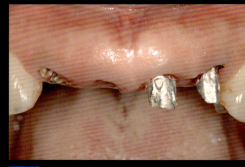

図1　初診時の口腔内写真咬合面観（**a**）、デンタルエックス線写真（**b**）。2 1|にう蝕と歯根破折、根尖側での根管充填材料の穿孔を認め、抜歯の適応であると診断した。

図2　初診時の口腔内写真正面観。硬・軟組織のフェノタイプ（厚薄）は厚い。

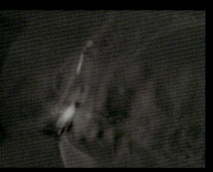
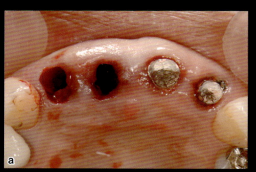
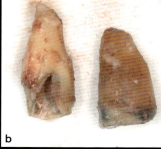

図2　初診時の CBCT 像。唇側骨壁の骨幅は、歯冠側では1mm以上だが、根尖側では1mm以下で薄いことが確認できる。

図3　保存不可能の 2 1|は、唇側骨壁を壊さないよう慎重に抜歯を行った（**a**）。抜去歯ではう蝕による垂直性の破折線が確認できる（**b**）。

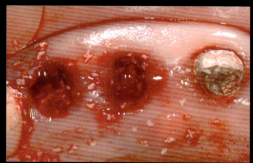

図4 リッジプリザベーションのため Bio-Oss を抜歯窩に填入する。抜歯窩の形態に合わせ大きな粒子(L)あるいは大小を混合した粒子(L + S)を使用する。またできるだけ死腔を作らないようにする。

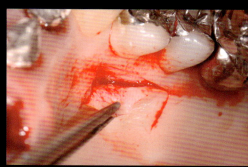

図5 移植片として、|4-6口蓋側から Zucchelliテクニックにて均一な厚さの上皮付き結合組織を採取した。また|7口蓋側から歯肉パンチにて上皮 - 上皮下結合組織を採取した。

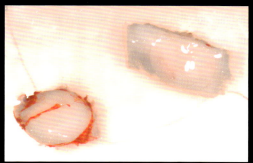

図6 トリミング後、1|には|4-6部から採取した移植片を、2|には|7部から採取した移植片を移植する。

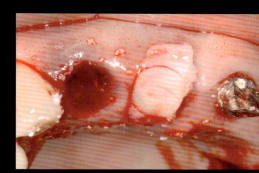

図7 抜歯窩内にエンベロップフラップを形成し、移植片の両端を抜歯窩の辺縁歯肉直下から根尖方向へ唇舌的に挟み込む。この際、抜歯窩内の歯肉辺縁の上皮を一層ダイヤモンドバーで削除しておく。

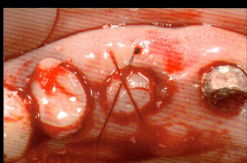

図8 モノフィラメントの縫合糸を用い、1|部はポジショニングスーチャーとクロス縫合で、2|部はクロス縫合で固定し、抜歯窩の辺縁歯肉に移植片を緊密に密着させる。

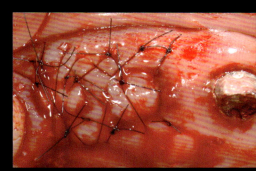

図9 モノフィラメントの縫合糸にて歯間乳頭を避けつつ、唇舌的に6糸単純縫合を追加する。また、フィブリン効果による創傷治癒を期待して血餅は洗い流さない。

図10 術後3日。移植片の表面が壊死し、内部で線維化と新生血管が生じて生着し始めていることが確認できる。

図11 術後8週間、インプラント埋入直前。移植片が治癒しアイランド状に生着している。

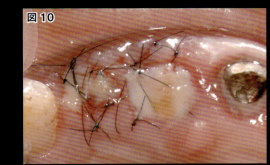

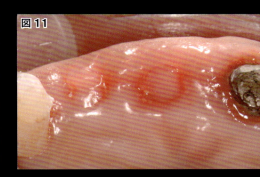

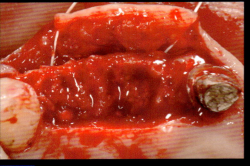

図12 インプラント埋入時に全層弁を剥離すると、結合組織の移植部分に歯肉の厚みがあることが確認できる。しかしまだ術後8週であり、抜歯窩内の骨補填材料はまったく骨化していなかった。

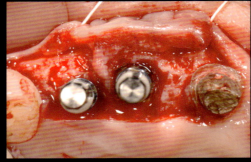

図13 抜歯窩に骨補填材料が充填された状態で、インプラント(1 ：Straumann ボーンレベルインプラント直径4.1mm、長さ10mm 2 ：同直径3.3mm、長さ10mm)を三次元的に埋入する[11]。

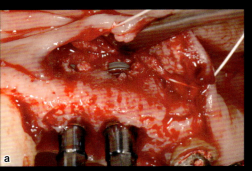
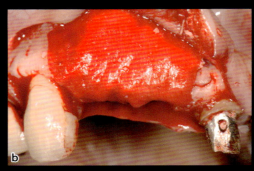

図14 初診時のCBCT像通り、 2 1 部の歯槽骨は歯冠側で厚く根尖側で薄い。インプラントを三次元的に埋入したために、インプラント体の根尖側における穿孔が確認できる(**a**)。そのため根尖部を中心にBio-OssとBio-Gideを用いた小規模なGBRを行った(**b**)。

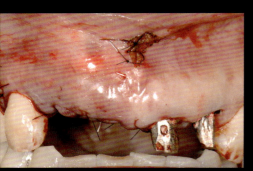

図15 モノフィラメントの縫合糸(MANI 6-0 NYLON)を用い、単純縫合のみで緊密な縫合を行った。GBR時に減張切開を入れず歯肉弁を戻すことにより、歯肉－歯槽粘膜境(MGJ)の維持が可能となる。口唇小帯は炭酸ガスレーザーで切除しておく。

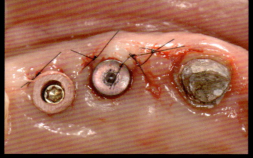

図16 一次手術後3ヵ月、二次手術時。水平的な歯肉増生のため上皮を一層削除し、U字切開を入れて唇側へロールさせるマイナーロールテクニックを使用する。こうすることで、抜歯窩の辺縁歯肉の厚みがさらに増生される。

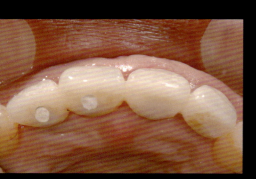
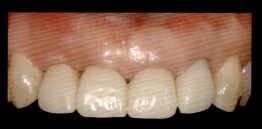

図17 術後6ヵ月、プロビジョナルレストレーション装着時の口腔内写真。咬合面観では軟組織のボリュームの維持が確認できる。正面観では、軟組織のリッジプリザベーションによりMGJ、硬・軟組織の維持を認める。

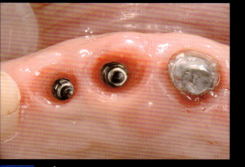
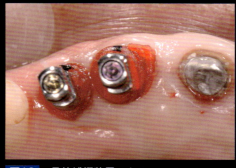
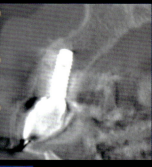

図18 プロビジョナルレストレーションにてエマージェンスプロファイル、トラディショナルカントゥアを調整した。

図19 最終補綴装置のために、カスタムインプレッションコーピングにて最終的な印象採得を行う。

図20 最終補綴装置装着後3ヵ月のCBCT像。インプラント体の根尖部から歯冠側まで3mm以上の硬組織が確認できる。

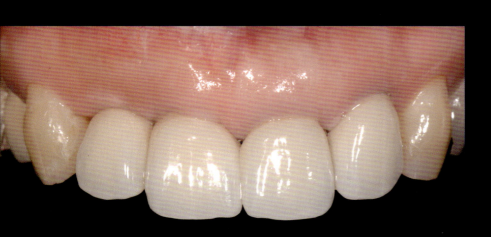
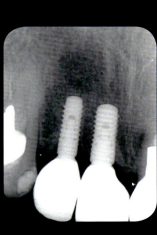

図21 最終補綴装置装着後6ヵ月の口腔内写真正面観とデンタルエックス線写真。Bio-Ossと上皮－上皮下結合組織移植片による軟組織のリッジプリザベーションによって経過良好で、著明な骨吸収等は認めない。歯肉は十分に安定しており歯肉退縮は認められない。ただし、今後も予後観察を継続していく必要がある。

参考文献

1. Jung RE, Ioannidis A, Hämmerle CHF, Thoma DS. Alveolar ridge preservation in the esthetic zone. 2018;77(1):165-175.

2. Stimmelmayr M, Allen EP, Reichert TE, Iglhaut G. Use of a combination epithelized-subepithelial connective tissue graft for closure and soft tissue augmentation of an extraction site following ridge preservation or implant placement: description of a technique. Int J Periodontics Restorative Dent 2010;30(4):375-381.

3. Giovanni Zucchelli(著), 沼部幸博(監訳), 鈴木真名, 瀧野裕行, 中田光太郎(訳). イラストで見る天然歯のための審美形成外科 Mucogingival Esthetic Surgery. 東京：クインテッセンス出版, 2014.

4. Darby I, Chen ST, Buser D. Ridge preservation techniques for implant therapy. Int J Oral Maxillofac Implants 2009;24 Suppl:260-271.

5. Jung RE, Philipp A, Annen BM, Signorelli L, Thoma DS, Hämmerle CH, Attin T, Schmidlin P. Radiographic evaluation of different techniques for ridge preservation after tooth extraction: a randomized controlled clinical trial. J Clin Periodontol 2013;40(1):90-98.

6. Schropp L, Wenzel A, Kostopoulos L, Karring T. Bone healing and soft tissue contour changes following single-tooth extraction: a clinical and radiographic 12-month prospective study. Int J Periodontics Restorative Dent 2003;23(4):313-323.

7. Araújo MG, Sukekava F, Wennström JL, Lindhe J. Ridge alterations following implant placement in fresh extraction sockets: an experimental study in the dog. J Clin Periodontol 2005;32(6):645-652.

8. Jung RE, Siegenthaler DW, Hämmerle CHF. Postextraction tissue management: a soft tissue punch technique. Int J Periodontics Restorative Dent. 2004 Dec;24(6):545-553.

9. Levine RA, Huynh-Ba G, Cochran DL. Soft tissue augmentation procedures for mucogingival defects in esthetic sites. Int J Oral Maxillofac Implants 2014;29 Suppl:155-185.

10. Thoma DS, Naenni N, Benic GI, Muñoz F, Hämmerle CHF, Jung RE1. Effect of ridge preservation for early implant placement - is there a need to remove the biomaterial? J Clin Periodontol 2017;44(5):556-565.

11. Buser D, Martin W, Belser UC. Optimizing esthetics for implant restorations in the anterior maxilla: anatomic and surgical considerations. Int J Oral Maxillofac Implants 2004;19 Suppl:43-61.

Case 4 歯周組織再生療法と同時のリッジプリザベーション

Bio-Oss S × EMD

岩野 義弘
Iwano Yoshihiro

1 術式のポイント

1は穿孔にともなう細菌感染によって歯周組織が重度に破壊された予後不良歯であり、その影響で隣在歯2近心から頬側面の歯周組織の喪失を来たしていた。そのまま単純に抜歯をすると周囲組織を大きく喪失する[1]のみならず、隣在歯の支持骨が喪失していることにより、同時に隣在歯の歯周組織再生を図らなければならず、インプラント治療の際の骨増生が非常に困難となる[2]。そこでまず、少しでも再生の場を作ることを目的に、残存歯根膜を利用して唇側の硬・軟組織を増生することとし、1の矯正的挺出を行った[3]。挺出はある程度急速に行った後、約2ヵ月固定して硬・軟組織の形成を待ち、抜歯時、隣在歯2に対しエナメルマトリックスデリバティブ（エムドゲイン）を用いた歯周組織再生療法を施術した。同時に増生した薄い唇側骨を壁として、エムドゲインを混和した Bio-Oss を移植し、リッジプリザベーションを行った（dPTFE メンブレンにて被覆し、約1ヵ月後に除去）[4]。この際、2周囲歯周組織の再生におけるスキャフォールドとして、エムドゲインを混和した Bio-Oss を歯根面に沿わせて設置した。約8ヵ月待時後、Simplant ソフトウェアを用いてスキャンした Diagnostic wax-up データを CBCT データとマッチングし、シミュレーションを行ってサージカルステントを作製した。ガイデッドサージェリーにて計画通りの位置にインプラント体を埋入したところ頬側に開窓型骨欠損を生じたため、インプラント体に接する部位に採取した自家骨を移植[5]、2に再度エムドゲインを塗布し、インプラント体唇側面には歯根面に接するようにエムドゲインを混和した Bio-Oss を移植後、Bio-Gide にて移植骨を被覆した。硬組織の増大[6]と同じく、軟組織の増大は審美性に大きく影響することから[7]、ポジションインデックス採得時に遊離結合組織移植術を施した。プロビジョナルレストレーションにてティッシュスカルプティングを行い、カスタムインプレッションにてエマージェンスプロファイルの再現を図って上部補綴装置を装着した。

2 本材料とメンブレンを選択した理由

Bio-Oss は、1986年スイス本国を皮切りに欧州各国で順次販売が開始されて以来、30年以上にわたって世界各国で使用されてきた、現在世界でもっとも臨床応用されている信頼性の高い骨補填材料である。1,000編以上の学術論文で支持されるとともに、2011年に厚生労働省による承認を受けたことも、選択理由のひとつである（適用外使用）。

本症例では、1周囲の感染により2近心歯周組織の大きな破壊が生じていた。そのため1の骨増生を図るには、2周囲の骨増生も不可欠となる。つまり2周

囲の水平的な骨欠損に対し、垂直的な歯周組織再生を必要とする症例である[2]。そこで、エムドゲインを|2の歯根膜に作用させて未分化間葉系細胞からの線維芽細胞、セメント芽細胞、骨芽細胞への分化誘導を狙うとともに、挺出により獲得した|1唇側の菲薄な骨を骨補填材料の維持に利用したリッジプリザベーションと、歯周組織再生療法の双方における、細胞のスキャフォールドとしての役割を期待して、Bio-Ossの移植を同時に行った。骨内欠損に対する歯周組織再生療法における報告ではあるが、エムドゲインを用いた歯周組織再生療法にBio-Ossを併用した場合、臨床的に最大の効果を得ることができるとされている[8]。移植したBio-Ossにはエムドゲインを混和し、操作性の向上と骨形成能の活性化を図った[9]。

　リッジプリザベーションにより、|2隣接部も含めた|1相当部にある程度の骨の増生を認めたため、インプラント埋入時にはインプラント体唇側にわずかな裂開と開窓が生じたのみであり、マイナーなGBRを行うだけで済んだ。|2近心にまだわずかに硬組織の不足を認めたため、|2へのエムドゲインを用いた歯周組織再生療法と、インプラント周囲への骨増生を同時に行った。審美領域であり、できるだけ増生された骨の形態が維持されることが望ましいため、骨補填材料としては吸収しづらいBio-Ossを選択し、その骨芽細胞付着能、分化・増殖能を向上させる目的で[10]、リッジプリザベーション時と同様にエムドゲインと混和して移植した。移植骨は、同時使用による骨増生効果のエビデンスが豊富で、メンブレン除去のための手術が必要なく、厚生労働省に承認されている、ブタ由来吸収性コラーゲンメンブレンBio-Gideにて被覆した。

3　治癒期間と見極め方法

　まずは徹底した歯周基本治療にて歯周組織の状態とプラークコントロールの向上を図る必要があるが、これに約3ヵ月を要する。5mm以上の歯周ポケットが残存していると、後にインプラント周囲炎に罹患するリスクが増加するとの報告があるため[11]、すべてのプロービングデプスが4mm以下となり、プラークコントロールレコード（PCR）が20％以下となってからインプラント治療へと移行する[12]。歯周組織再生療法を成功させるには、PCRが15％以下が望ましいとの報告[13]もあるが、個人的には10％以下で術後経過が良いと感じており、可及的にそのレベルを目指す。本症例で行った矯正的挺出は、軟組織のみでなく唇側の硬組織も作りたかったため、約4ヵ月と通常より時間をかけた。ただしあまり時間をかけすぎて当該歯の感染を来たしてしまうと、せっかく増生した骨を喪失してしまうため、注意が必要である。リッジプリザベーション後には通常6ヵ月の待時期間を設けるが、本症例ではエムドゲインを用いた歯周組織再生療法を併用したため、エムドゲイン後の再評価時期にしたがい約8ヵ月の治癒期間を設けてからインプラント埋入を施した。インプラント埋入時の骨増生はほぼインプラント周囲の骨増生が主であったため、約6ヵ月後にポジションインデックスを採得し、さらに2ヵ月後ロール法を併用した二次手術を施した。

4　本材料とメンブレンを選択した場合に留意すべき点

　Bio-Ossは単独で用いると操作性が悪いが、エムドゲインを混和することで操作性の向上も図れ、一塊にして移植することが可能となった。

　エムドゲインを多孔質なBio-Oss内に十分浸透させるため、混和後5分程度待機してから移植した。

　天然歯に隣接した部位へのGBR時、通常はメンブレンを天然歯より2mm以上離して設置する必要があるが、本症例では|2の歯周組織再生も同時に狙ったため、天然歯に接するようにメンブレンを設置した。

　Mizuguchi[14]は、メンブレンを用いない骨増生でも十分な増生骨を獲得できることを報告している。メンブレンの使用は、軟組織を排除し既存骨から骨補填材料方向への血管新生と骨芽細胞の移動、およびそれにともなう新生骨の増生が期待できるが、再生の場を提供するうえでもっとも重要なのは外圧の排除であり、十分な減張切開とテンションフリーでの縫合に留意した。

症例の概要

　52歳女性。上顎前歯部の審美障害を主訴に来院した。診査の結果、1|穿孔および歯根破折のため保存不可能と診断し、患者との話し合いで、1|抜歯後インプラント治療を行うことに同意を得た。

　まず、歯周基本治療を行って歯周組織の健全化とブラッシング技術の向上を図り、改善が認められたためインプラント治療へと移行した。1|は約4ヵ月かけて矯正的に挺出させ、抜歯後リッジプリザベーションを行った。同時に歯周組織が破壊された|2には、エムドゲインを用いた歯周組織再生療法を施した。その際スキャフォールドとして、エムドゲインを混和したBio-Ossを移植し、dPTFEメンブレンにて被覆した。メンブレンは約1ヵ月後に除去し、さらに約7ヵ月待時後、シミュレーションにしたがったガイデッドサージェリーにて、計画通りの位置にインプラント体を埋入した。唇側に生じた開窓型骨欠損には採取した自家骨を移植し、さらに唇側にエムドゲインを混和したBio-Ossを移植、Bio-Gideにて被覆した。

　約8ヵ月待時後、ポジションインデックスの採得と同時に遊離結合組織移植術を施した。プロビジョナルレストレーションにてティッシュスカルプティングを行い、カスタムインプレッション後、上部補綴装置を装着した。

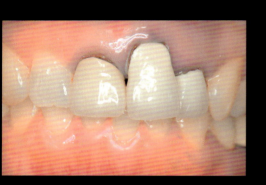
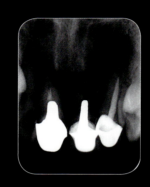

図1　初診時の口腔内写真正面観、デンタルエックス線写真。1|12には連結冠が装着されており、マージンは不正である。|1の歯冠長は長く、審美障害を生じている。|1歯根には穿孔および歯根吸収を思わせるエックス線透過像を、また|2近心歯槽骨に透過像を認める。

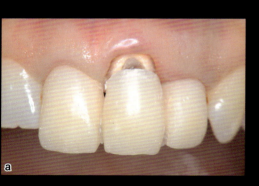
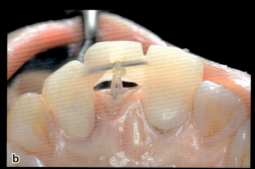

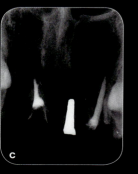
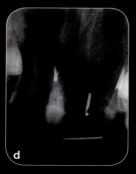
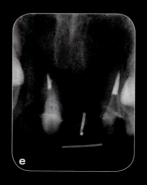

図2　1|唇側の硬・軟組織の増生を目的として、ワイヤーとエラスティックゴムを用いた挺出を行った（**a, b**）。
c：挺出前
d：挺出開始直後
e：挺出開始後4ヵ月

Case 4 歯周組織再生療法と同時のリッジプリザベーション　**Bio-Oss S × EMD**

図3 矯正的挺出後、十分な軟組織の増大が得られている（**a**）。エンベロップフラップを形成すると、1⏌唇側骨が増生されたことが確認できた（**b**）。しかし、歯周組織の破壊された⏌2近心の骨は大きく欠損している。

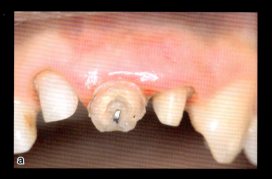
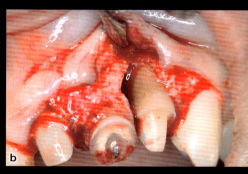

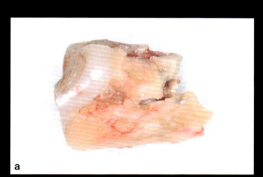
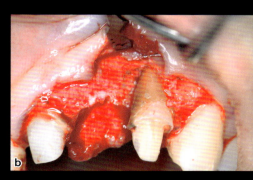

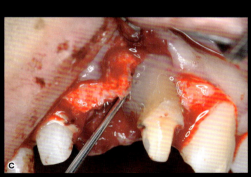
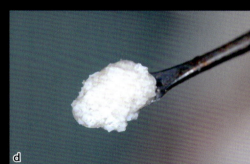

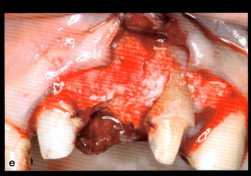
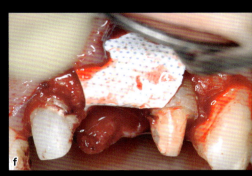

図4 1⏌を抜歯（**a, b**）後、⏌2歯根膜から歯冠側へエムドゲインを塗布（**c**）し、エムドゲインを混和した Bio-Oss（**d**）を唇側に増生された菲薄な骨と⏌2歯根に囲まれた欠損部位へ移植（**e**）した。次いで dPTFE メンブレンにて被覆し（**f**）、減張切開は行わずメンブレンをわずかに露出させた状態で、Gore-Tex 縫合糸 CV-5 を用い Laurell 法にて歯肉弁を閉鎖した（**g, h**）。開創部はポンティック基底面で封鎖した。

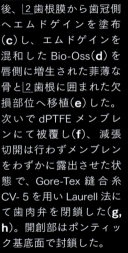
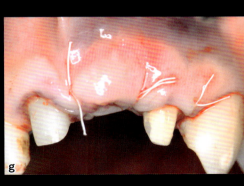
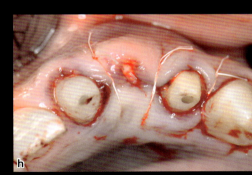

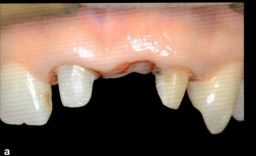
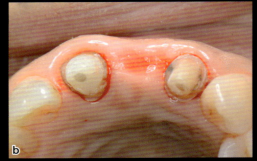
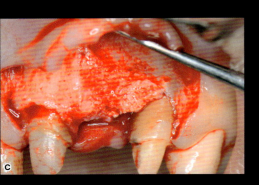
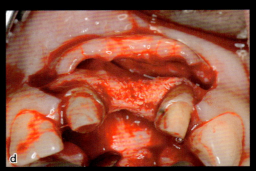

図5 約8ヵ月待時後、インプラント埋入手術を施した。初診時に比べて組織のボリュームが増しているのが確認できる(a, b)。隣在歯遠心に縦切開を加えて全層弁を剥離翻転したところ、|1相当部および|2近心面の骨が増生していることが確認できた(c, d)。

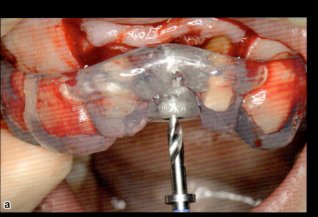
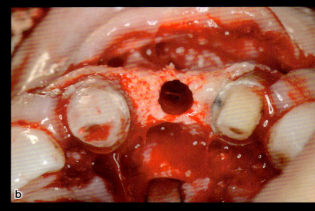
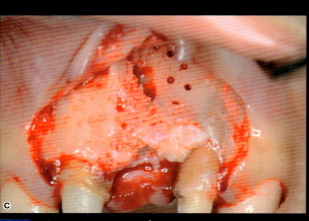
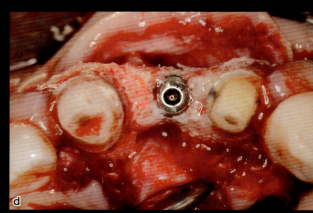

図6 診断用ワックスアップをスキャンしてSimplantソフトウェアにてCBCTデータとマッチング後、シミュレーションを行い、サージカルステントを作製(a)した。計画通りの位置に埋入窩を形成したところ(b)、唇側に開窓型骨欠損が生じた(c)。血管新生および骨芽細胞の増殖を促すため、皮質骨穿孔を行い(c)、インプラント体(Astra Tech Implant TX 3.5×11mm)を辺縁歯肉より約3mm根尖側に位置付け埋入した(d)。

Case 4 歯周組織再生療法と同時のリッジプリザベーション　**Bio-Oss S × EMD**

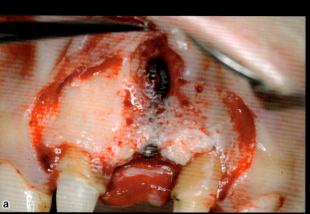
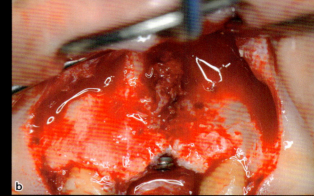

図7 唇側に生じた骨欠損部に対し(**a**)、インプラント体に接する部位には低速回転でのドリリング時に採取した自家骨を移植した(**b**)。

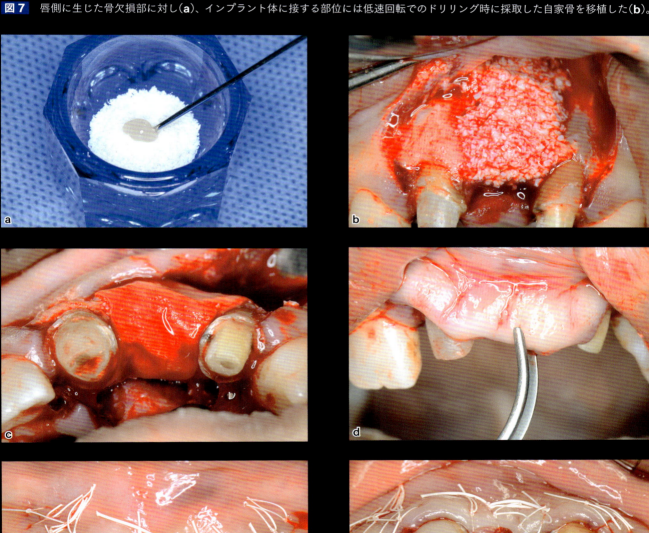

図8 移植する Bio-Oss はエムドゲインと混和し(**a**)、約5分間作用させた後、インプラント体の唇側に移植した(**b**)。移植骨は Bio-Gide にて被覆し(**c**)、減張切開を加えた後(**d**)、Gore-Tex 縫合糸 CV-5 および CV-7 を用いテンションフリーにて緊密に縫合した(**e, f**)。

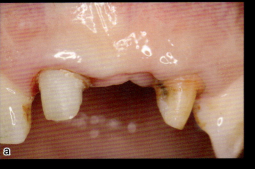
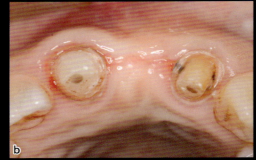
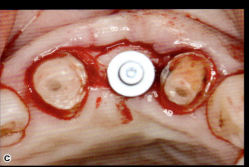
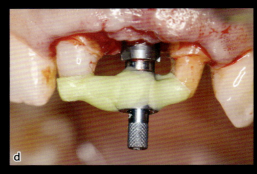

図9 インプラント埋入後約6ヵ月時(**a, b**)。ポジションインデックスを採得した(**c, d**)。まだ若干唇側に硬・軟組織のボリューム不足を認めたため、同時に遊離結合組織移植術を施すこととした。

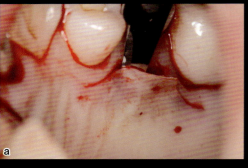
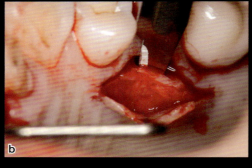
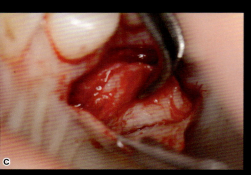
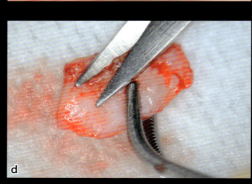

図10 遊離結合組織移植術のため、もっとも高質な結合組織を獲得できる可能性のある治療歯と同側の4|遠心〜|6近心口蓋より採取した。切開線は、欠損部の形態に合わせて、山型とした(**a**)。まず角化粘膜を除去するため表層に薄い切開を入れ(**a**)、次いで骨膜を残して深部切開を行い(**b**)、基底部に横切開を加えて結合組織片を離断し(**c**)、脂肪組織のトリミングを行った(**d**)。

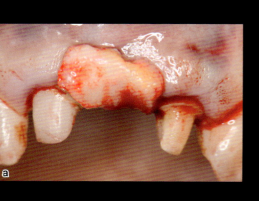
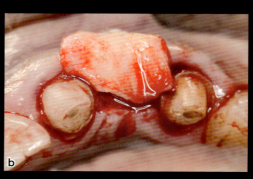

図11 採取した結合組織を、インプラント体の唇側に移植した(**a, b**)。

図12 遊離結合組織移植術後12ヵ月。硬・軟組織は隣接天然歯と同等のボリュームを獲得した。プロビジョナルレストレーションにてティッシュスカルプティングを行い（**a**）、カスタムインプレッションにてエマージェンスプロファイルの再現を図った（**b**）。

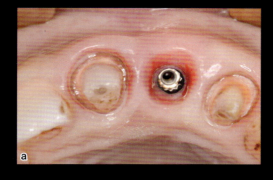
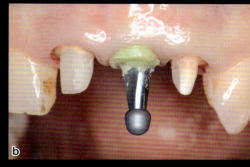

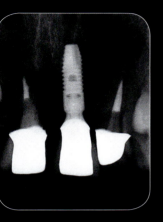
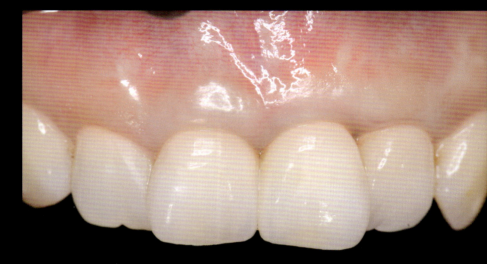

図13 上部補綴装置装着後のデンタルエックス線写真と前歯部口腔内写真。

参考文献

1. Covani U, Ricci M, Bozzolo G, Mangano F, Zini A, Barone A. Analysis of the pattern of the alveolar ridge remodelling following single tooth extraction. Clin Oral Implants Res 2011;22(8):820-825.

2. Urban IA, Klokkevold PR, Takei HH. Papilla Reformation at Single-Tooth Implant Sites Adjacent to Teeth with Severely Compromised Periodontal Support. Int J Periodontics Restorative Dent 2017;37(1):9-17.

3. Salama H, Salama M. The role of orthodontic extrusive remodeling in the enhancement of soft and hard tissue profiles prior to implant placement: a systematic approach to the management of extraction site defects. Int J Periodontics Restorative Dent 1993;13(4):312-333.

4. Hoffmann O, Bartee BK, Beaumont C, Kasaj A, Deli G, Zafiropoulos GG. Alveolar bone preservation in extraction sockets using non-resorbable dPTFE membranes: a retrospective non-randomized study. J Periodontol 2008;79(8):1355-1369.

5. Wang HL, Misch C, Neiva RF. "Sandwich" bone augmentation technique: rationale and report of pilot cases. Int J Periodontics Restorative Dent 2004;24(3):232-245.

6. Schwarz F, Giannobile WV, Jung RE; Groups of the 2nd Osteology Foundation Consensus Meeting. Evidence-based knowledge on the aesthetics and maintenance of peri-implant soft tissues: Osteology Foundation Consensus Report Part 2-Effects of hard tissue augmentation procedures on the maintenance of peri-implant tissues. Clin Oral Implants Res 2018;29 Suppl 15:11-13.

7. Giannobile WV, Jung RE, Schwarz F; Groups of the 2nd Osteology Foundation Consensus Meeting. Evidence-based knowledge on the aesthetics and maintenance of peri-implant soft tissues: Osteology Foundation Consensus Report Part 1-Effects of soft tissue augmentation procedures on the maintenance of peri-implant soft tissue health. Clin Oral Implants Res 2018;29 Suppl 15:7-10.

8. Tu YK, Woolston A, Faggion CM Jr. Do bone grafts or barrier membranes provide additional treatment effects for infrabony lesions treated with enamel matrix derivatives? A network meta-analysis of randomized-controlled trials. J Clin Periodontol 2010;37(1):59-79.

9. Sculean A, Chiantella GC, Windisch P, Gera I, Reich E. Clinical evaluation of an enamel matrix protein derivative (Emdogain) combined with a bovine-derived xenograft (Bio-Oss) for the treatment of intrabony periodontal defects in humans. Int J Periodontics Restorative Dent 2002;22(3):259-267.

10. Miron RJ, Fujioka-Kobayashi M, Zhang Y, Caballé-Serrano J, Shirakata Y, Bosshardt DD, Buser D, Sculean A. Osteogain improves osteoblast adhesion, proliferation and differentiation on a bovine-derived natural bone mineral. Clin Oral Implants Res 2017;28(3):327-333.

11. Pjetursson BE, Helbling C, Weber HP, Matuliene G, Salvi GE, Brägger U, Schmidlin K, Zwahlen M, Lang NP. Peri-implantitis susceptibility as it relates to periodontal therapy and supportive care. Clin Oral Implants Res 2012;23(7):888-894.

12. Axelsson P, Nyström B, Lindhe J. The long-term effect of a plaque control program on tooth mortality, caries and periodontal disease in adults. Results after 30 years of maintenance. J Clin Periodontol 2004;31(9):749-757.

13. Cortellini P, Tonetti MS. Clinical performance of a regenerative strategy for intrabony defects: scientific evidence and clinical experience. J Periodontol 2005;76(3):341-350.

14. 水口稔之．骨造成を成功させるための填塞部外圧遮断．Quintessence Dent Implantol 2015;22(5):77-82.

Case 5 ソーセージテクニックを用いたサイナスフロアエレベーション

自家骨＋Bio-Oss×Bio-Gide×チタンスクリューピンシステム

小田 師巳
Oda Norimi

I 術式のポイント

　ソーセージテクニックとは、Dr. Istvan Urban が考案した手技であり、インプラント埋入に際して歯槽堤の高さは十分にあるが幅が不足している顎堤、いわゆるナイフエッジ状の顎堤[1]に対する硬組織増生術で、主に水平的増生を目的としたものである。増生したい部位に、吸収性メンブレンである Bio-Gide をチタン製ピンで固定し、メンブレンを引き伸ばしながら、その中に自家骨と Bio-Oss の混合補填材料を指で触っても動かなくなるまで緊密に填入する方法[2]で、その見た目からソーセージテクニックと名付けられている。

　上顎臼歯部において、近心側ではナイフエッジ状の顎堤のため水平的な硬組織増生が必要で、かつ、遠心側では垂直的な骨高径が不足し、サイナスリフト（ラテラルアプローチ）があわせて必要な場面にしばしば遭遇する。こうした場合でも、ソーセージテクニックは術式がシンプルであるため、サイナスリフトと同時に施術しても患者にも術者にも大きな負担をかけない。ソーセージテクニック成功のポイントは、テンションフリーの縫合を可能とする十分な減張切開に加えて、メンブレン下の混合補填材料が動かない、強固に安定した状態を作り出すことである。そのためには、頬側のメンブレン両端をピンで固定してから、混合補填材料を頬側中央部から追加填入し、メンブレンを密に膨らませたうえで、最後に頬側中央部をピンで固定することがコツである[2,3]。ただ単に混合補填材料を増生したい部位に設置し、その上からメンブレンで覆ってピンで固定するだけでは、混合補填材料を強固に固定できず、十分な増生効果は得られない。

　ピンの使用について付け加えると、ピンを設置したい部位の直下に上顎洞が存在する場合、基本的にピンは設置できない。なぜなら、そのような部位でピンを力強く追打すると、骨壁を骨折させ、上顎洞内にピンを迷入させるリスクがあるからである。よって、術前CBCT 像で上顎洞の位置を正確に確認し、ピンを設置できる場所を三次元的に把握しておかなければならない。しかし、メンブレンを固定し、混合補填材料が動かないようにすることが最重要であるため、ピンを設置できないような場所においては、Case 1 で述べた骨膜水平マットレス縫合（48ページ参照）を用いたBio-Gide の固定法は、非常に有効な手段となる。

　また、Bio-Gide を固定するチタン製ピンは、皮質骨を斜めから貫ける強度が必要であるため、通常のピンよりも太いピンが望ましく、Urban は Master Pin Control（Meisinger）を推奨している（**図1**）。しかし、Master Pin Control は現在のところ国内未承認であり、日本では発売されていない。そのため筆者は、臨床実感として Master Pin Control と同様の強度と穿通性を有する「チタンスクリューピンシステム」（**図2**、モリタ）を好んで使用している。

2 本材料とメンブレンを選択した理由

本法考案者の Urban が自家骨と Bio-Oss、Bio-Gide を用いている。また Bio-Oss の長期ボリューム安定性と、Bio-Gide の創面裂開率の低さについては Case 1 でも述べた。したがって本稿では、サイナスリフトにおいて用いる骨補填材料とメンブレンについて述べる。

サイナスリフトにおける自家骨の使用は、GBR と同様に治癒期間の短縮が期待される[4]。しかしドナーサイトへの侵襲の問題から、骨補填材料を単独あるいは併用して用いることが多い。本材料の使用は、その種類にかかわらずインプラントの生存率に影響しないことが報告されている[5]。これらのことから、サイナスリフトで用いる骨補填材料は、すべての面で他に優るベストの選択肢はなく、術者が優先したい事項を鑑み、ある程度選択の幅があると思われる。筆者は、長期の経過が報告されていること[6,7]を重要視し、Bio-Oss を第一選択としている。また筆者は、骨補填材料を填入後、開洞部位をメンブレン(Bio-Gide)で被覆することが多いが、吸収性メンブレンを使用することで増生組織の質が向上する可能性が示されている一方、インプラントの生存率との関連は明らかではない[8]。

3 治癒期間と見極め方法

Urban は、ソーセージテクニックにおける治癒期間(待時期間)は 6ヵ月としている[2]。また、Case 1 でも述べたが、自家骨と Bio-Oss、および Bio-Gide を用いて外側性の GBR を行い、二次手術においてフラップを剥離するような術式を選択する場合、一般的に 3～6ヵ月の治癒期間をおく臨床家が多い。

4 本材料とメンブレンを選択した場合に留意すべき点

前述のように、ソーセージテクニックは主に水平的な硬組織増生を目的に行う術式である。垂直的な硬組

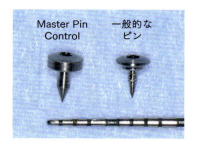

図1 Urban が推奨する Master Pin Control(左、Meisinger)。一般的なピン(右)と比べるとかなり太いため、硬い皮質骨に対しても、斜めから打ち込める強度を有している(国内未承認材料)。

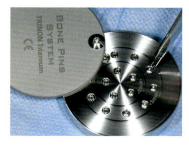

図2 チタンスクリューピンシステム(モリタ)。Master Pin Control と同様の太さを有しており、硬い皮質骨にも斜めから打ち込める。

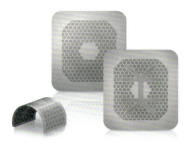

図3 Ti ハニカムメンブレン(モリタ)。チタンメンブレンにもかかわらず、厚さは 20μm と非常に薄く、操作性と賦形性にも優れ、術者が意図する形態を付与しやすい。

織増生においては、Urban は非吸収性のサイトプラストチタン強化メンブレンを用いている[12]。術式は近似しているが、使用するメンブレンとその目的が異なっているため、ソーセージテクニックと混同しないように注意されたい。また Bio-Gide を用いたソーセージテクニックでは、フラップからの外圧に抵抗しきれず、インプラントのショルダー部分の増生量が十分に得られないことがある。そのため、確実にショルダー部分の増生を行う場合は、水平的な硬組織増生術であっても、チタン強化フレーム付きの非吸収性メンブレンの方が賦形性に優れており、十分な増生量を得やすい臨床実感を得ている。ただし術式の難易度は上がるため、創面の裂開には十分な注意が必要である。

なお、サイトプラストチタン強化メンブレンは国内未承認であるため、筆者は「Ti ハニカムメンブレン」(図3、モリタ)を用いることが多い。操作性と賦形性に優れ、設置した骨補填材料の三次元的な形態安定性に秀でている。

症例の概要

　58歳男性。他院にて下顎右側臼歯部に可撤性義歯を作製するも、違和感が強く使えないため、インプラント治療を希望し来院した。診査の結果、多くの補綴装置の不適合や、臼歯部を中心に深い歯周ポケットを認めたため、全顎的な治療が必要であることを説明し、患者の同意を得た。本稿では上顎左側臼歯部の治療について解説する。

　6には10mmを超える歯周ポケットと根分岐部病変を認めたため、保存不可能と判断した。経済的な理由から、上顎左側臼歯部は第一大臼歯までの短縮歯列にて咬合支持を回復することにし、56にインプラントを埋入する計画を立てた。7は最終的に抜歯をする予定で治療を開始した。

　6抜歯後約2ヵ月時のCBCT像より、5部の歯槽骨の頰舌径は約4mmで、水平的な硬組織増生術が必要であると考えられた。また6部は上顎洞底までの骨高径が約2mmと、サイナスリフト（ラテラルアプローチ）が必要な状況であると判断した。そこで、6抜歯後3ヵ月時に5部にソーセージテクニックを用いた水平的な硬組織増生を行い、6部はサイナスリフトを同時に行った。

　6ヵ月の治癒期間を経て、56部にインプラントを埋入し、3ヵ月後にプロビジョナルレストレーションを装着した。その後、咬合に問題がないことを確認し、上部構造を装着した。

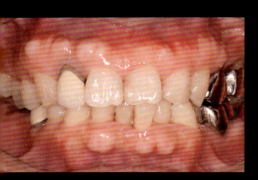
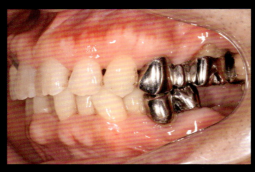
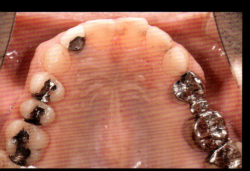
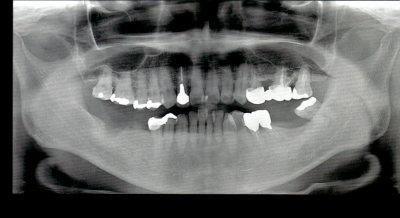
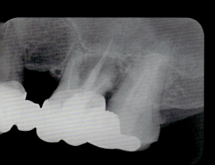

図1　初診時の口腔内写真とパノラマエックス線写真、デンタルエックス線写真。全顎的に補綴装置の不適合を認め、咬合平面も乱れている。臼歯部には辺縁骨の吸収を認め、6には根分岐部病変を認める。

Case 5 ソーセージテクニックを用いたサイナスフロアエレベーション　　自家骨 ＋ **Bio-Oss** × **Bio-Gide** × チタンスクリューピンシステム

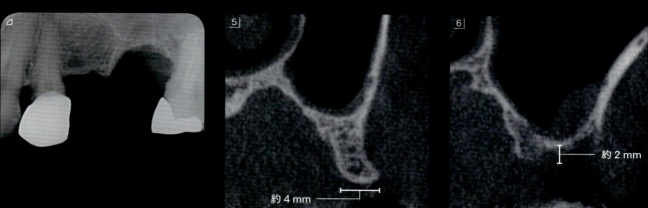

図2 |6抜歯後2ヵ月時のデンタルエックス線写真とCBCT像。|5部は水平的な硬組織増生が必要で、|6部はサイナスリフトが必要と判断した。

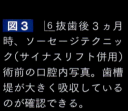

図3 |6抜歯後3ヵ月時、ソーセージテクニック(サイナスリフト併用)術前の口腔内写真。歯槽堤が大きく吸収しているのが確認できる。

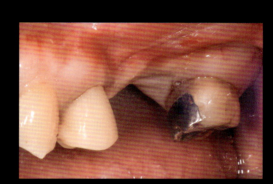
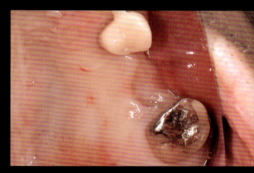

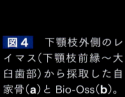

図4 下顎枝外側のレイマス(下顎枝前縁～大臼歯部)から採取した自家骨(**a**)とBio-Oss(**b**)。

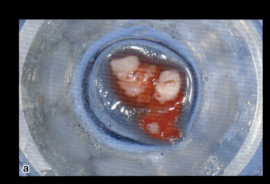
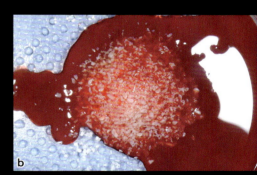

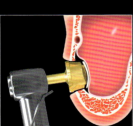
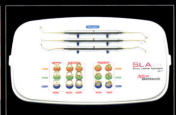
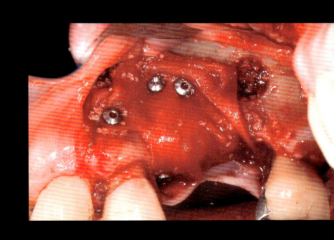

図5 SLAキットを用いてサイナスリフトを行い、|5部には自家骨とBio-Ossの混合補填材料を留置し、Bio-Gideとチタン製ピンを用いて固定した(ソーセージテクニック)。側方の開洞部付近にはピンを設置できないため、閉創時に骨膜水平マットレス縫合にてBio-Gideを固定した。

上顎臼歯部における ソーセージテクニック

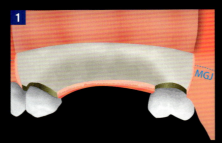
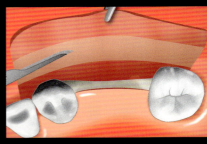

頬側に歯肉－歯槽粘膜境（MGJ）を3～4mm越える縦切開を入れ、全層弁で剥離する。剥離した全層弁には骨膜減張切開を行う。

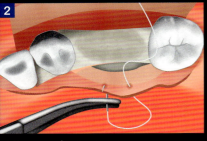
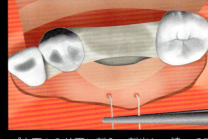
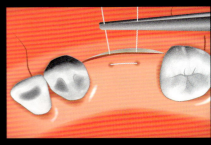

舌側フラップのリトラクトスーチャー。フラップ内面から外面に刺入・刺出し、続いてフラップ外面から内面に刺入・刺出しモスキートで牽引することで、今後の明視野を確保する。

舌側歯肉を見ると、リトラクトスーチャーの縫い目はこのように見える。

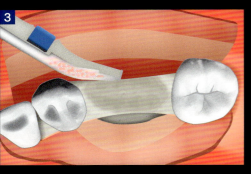
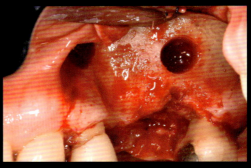

鋭匙などを用いて骨表面に残る軟組織を完全に除去し、新鮮骨面を露出させる。その後ボーンスクレイパーやトレフィンバーを用いて自家骨を採取する。

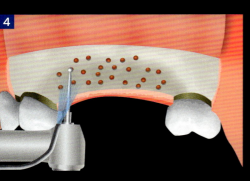
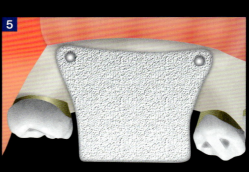

4 小さなラウンドバーでデコルチケーションを行う。

5 Bio-Gide をピンで舌側から固定する。Bio-Gide は血液や生理食塩水で湿らせると扱いやすい。

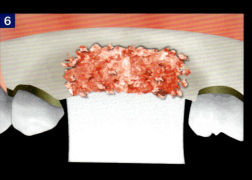
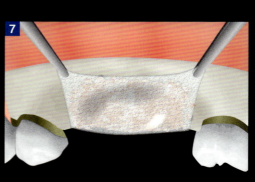

6 自家骨と Bio-Oss を1：1の比率で混合した補填材料を設置する。

7 メンブレンを引き延ばしながら混合補填材料を覆い、頬側の両端をピンで固定する。

両端を固定した後、メンブレンの中央から。さらに混合補填材料をメンブレンが膨らむほど隙間なく填入していく。

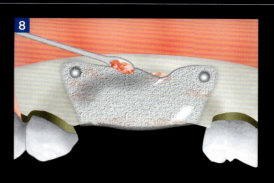

メンブレンを引き延ばしながら、中央をピンで固定する。このとき、指で触っても混合補填材料が動かないことが、成功のポイントである。

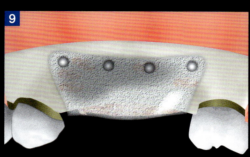
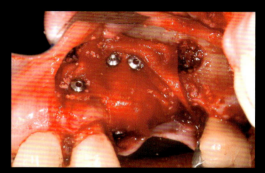

Gore-Tex 縫合糸を用いたホールディングスーチャー。Gore-Tex はしなやかで滑りがいいため、通常の縫合糸とは異なり結紮は1×1×1で行う（Urban は 3×2×1 を推奨）。一重目の結び目は緩むが、二重目の結紮でそのまま縫合糸の両端を引っ張れば、後締めが可能である。そのため、二重目の結紮でフラップを定位置まで引き上げ固定する。最後に解けにくいよう三重目の結紮を追加する。結び目を頬側に作ると抜歯時に粘膜下に埋もれてしまうことがあるため、舌側で結紮し、断端は長め（約 1 cm）に残してカットする。

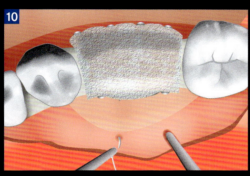
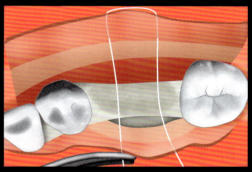
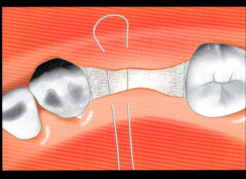
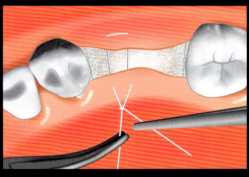

歯槽頂部と縦切開部をテンションフリーで単純縫合する。単純縫合の抜歯は10～14日後に行うが、ホールディングスーチャーの抜糸は、創面が裂開しないよう2～3週間後に行う。

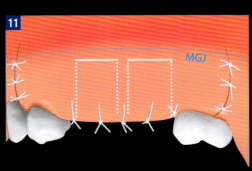

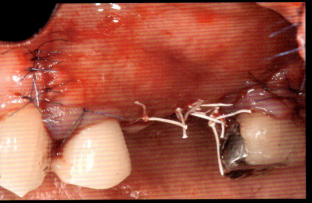
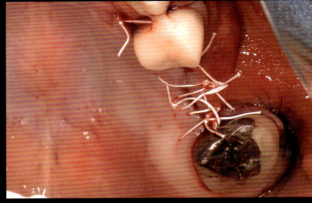

図6 縫合終了時の口腔内写真。ホールディングスーチャー（水平マットレス縫合）と歯槽頂部の単純縫合は Gore-Tex（CV-5）で行い、縦切開部は 6-0 ナイロン縫合糸（モノフィラメント）を用いて縫合した。創面が裂開しないよう十分な減張切開を加えて閉創しており、歯肉－歯槽粘膜境（MGJ）の位置が歯冠側に移動している。

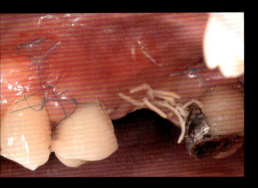
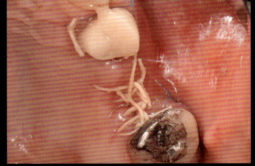

図7 術後2週間、抜糸時の口腔内写真。創面の裂開もなく、順調に経過している。術後の痛みもそれほど強いものではなかったとのことだった。

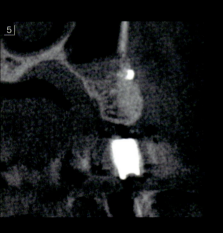
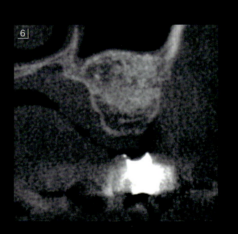

図8 硬組織増生後6ヵ月の CBCT 像。⌐5、6⌐部とも、インプラントを埋入できるだけの十分な硬組織増生が達成されていることが確認できる。

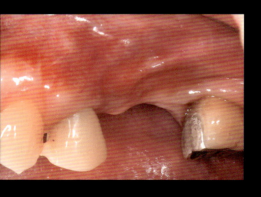
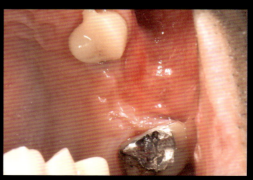

図9 インプラント埋入直前の口腔内写真。硬組織増生時の減張切開によって口腔前庭が浅くなっているため、歯槽頂の口蓋側寄りに切開を入れ、インプラント埋入後にフラップを根尖側移動させる。これにより、インプラント頬側に角化歯肉が獲得されるよう図る。

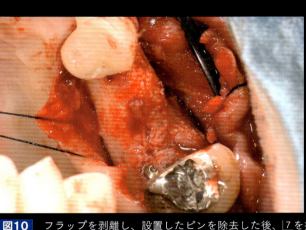 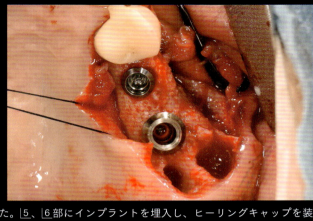

図10 フラップを剥離し、設置したピンを除去した後、|7 を抜歯した。|5、|6 部にインプラントを埋入し、ヒーリングキャップを装着して1回法で縫合した。

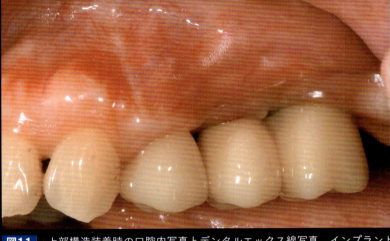 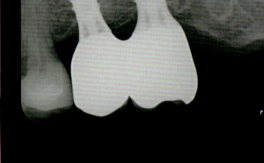

図11 上部構造装着時の口腔内写真とデンタルエックス線写真。インプラント埋入時の頬側フラップの根尖側移動によって、インプラント頬側には約2mmの最低限必要な角化歯肉を獲得できている。しかしながら、プラークコントロールの観察を注意深く続け、ブラッシングがどうしても困難な場合は、遊離歯肉移植術（FGG）を検討することを患者には伝えている。

参考文献

1. Cawood JI, Howell RA. A classification of the edentulous jaws. Int J Oral and Maxillofacial Surgery 1988;17(4):232-236.
2. Urban IA, Nagursky H, Lozada JL, Nagy K. Horizontal ridge augmentation with a collagen membrane and a combination of particulated autogenous bone and anorganic bovine bone-derived mineral: a prospective case series in 25 patients. Int J Periodontics Restorative Dent. 2013;33(3):299-307.
3. 小田師巳, Urban らのソーセージテクニック. In: 岩田健男, 山崎長郎, 和泉雄一(編). PRD YEAR BOOK 2017. 東京：クインテッセンス出版, 2017.
4. Klijn RJ, Meijer GJ, Bronkhorst EM, Jansen JA. A meta-analysis of histomorphometric results and graft healing time of various biomaterials compared to autologous bone used as sinus floor augmentation material in humans. Tissue Eng Part B Rev 2010;16(5):493-507.
5. Nkenke E, Stelzle F. Clinical outcomes of sinus floor augmentation for implant placement using autogenous bone or bone substitutes: a systematic review.Clin Oral Implants Res 2009;20 Suppl 4:124-133.
6. Ruoff H, Terheyden H. Retrospective radiographic investigation of the long-term stability of xenografts (Geistlich Bio-Oss) in the sinus. Zeitschrift für Zahnärztliche Implantologie 2009;25(2):160-169.
7. Ayna M, Açil Y, Gulses A. Fate of a Bovine-Derived Xenograft in Maxillary Sinus Floor Elevation After 14 Years: Histologic and Radiologic Analysis. Int J Periodontics Restorative Dent 2015;35(4):541-547.
8. Barone A, Ricci M, Grassi RF, Nannmark U, Quaranta A, Covani U. A 6-month histological analysis on maxillary sinus augmentation with and without use of collagen membranes over the osteotomy window: randomized clinical trial. Clin Oral Implants Res 2013;24(1):1-6.
9. Jensen SS, Terheyden H. Bone augmentation procedures in localized defects in the alveolar ridge: clinical results with different bone grafts and bone-substitute materials. Int J Oral Maxillofac Implants 2009;24 Suppl:218-236.
10. Pjetursson BE, Tan WC, Zwahlen M, Lang NP. A systematic review of the success of sinus floor elevation and survival of implants inserted in combination with sinus floor elevation. J Clin Periodontol 2008;35(8 Suppl):216-240.
11. Handschel J, Simonowska M, Naujoks C, Depprich RA, Ommerborn MA, Meyer U, Kübler NR. A histomorphometric meta-analysis of sinus elevation with various grafting materials.Head Face Med 2009;5:12.
12. Urban IA, Lozada JL, Jovanovic SA, Nagursky H, Nagy K. Vertical ridge augmentation with titanium-reinforced, dense-PTFE membranes and a combination of particulated autogenous bone and anorganic bovine bone-derived mineral: a prospective case series in 19 patients. Int J Oral Maxillofac Implants 2014;29(1):185-193.

Case 6 ラテラルアプローチによるサイナスフロアエレベーション

セラタイト（HA + β-TCP）× Bio-Gide

増田 英人
Masuda Hideto

1 術式のポイント

ラテラルアプローチによるサイナスリフトは、長期的に良好な結果が確立された治療法である[1]。術式はシンプルで、外側性の骨増生手術に比べて術後の腫れや痛みが少ない。

近年、クレスタルアプローチではさまざまな器材の開発によって穿孔を起こさず、大きく上顎洞粘膜を挙上できるようになり、その適応症が広がっている。しかしながら、上顎洞粘膜の剥離の範囲や挙上量を視認できる点、穿孔を視認でき修復が可能な点などで、ラテラルアプローチのサイナスリフトには依然として大きな優位点がある。術式のポイントはいかに偶発症を減らすかであり、そのためには骨補填材料の種類やメンブレンの選択より、切開線や開窓部の設定位置やサイズ、使用する器材などが重要となる。

実際の治療では、まず術前に適応症かどうかの見極めが必要となる。さまざまな検討事項があるが、特に重要な項目は、上顎洞に感染や過度の炎症がなく自然孔が開いていること、後上歯槽動脈の走行を必ずCBCT像にて確認することである。

手術では切開線の設定が重要で、創面の裂開を避けるために、予定している開窓部の近くに切開を入れてはいけない。また開窓のサイズに関しては、上顎洞粘膜を剥離する難易度が上がるが、骨補填材料の漏出リスクを減らすために、サイズを極力小さくすることを心がけている。さらに、もっとも頻度の高い偶発症である上顎洞粘膜の穿孔（発生率3.6〜41.8％、平均発生率23.5％）[2]を減らし、後上歯槽動脈損傷による出血を起こさないためには、超音波切削器具（以下ピエゾサージェリー）の使用が推奨される。これによって、穿孔が起きる確率を5％以下に大きく下げることができるとされている[3-5]。これらの偶発症が生じると手術の難易度が一気に上がり、再手術が必要となったり、予定量の骨増生ができない結果となったりすることもある。

上顎洞粘膜の剥離では、口蓋側を確実に剥離挙上すること、骨補填材料は緊密に充填し過ぎず、死腔の生じやすい近心側から充填することを心がける。

2 本材料とメンブレンを選択した理由

サイナスリフトに用いる骨補填材料は、その種類にかかわらず良好な結果が得られることが報告されている[1]。一方で、上顎洞には含気化（空気で上顎洞内が満たされること）という問題があり、骨高径の少ないケースで行うラテラルアプローチのサイナスリフトでは、筆者は長期的にスペースメイキングができる骨補填材料が好ましいと考えるため、非吸収性の骨補填材料を選択している。

その中でも筆者は、生物由来の材料であるBio-Ossと、化学化合物であるセラタイトを患者に提示し、インフォームドコンセントのうえ、どちらを使用するか決めている。

Bio-Ossを選択する場合、その粒子の大きさはS、Lの2種類がある。GBR等多くの骨増生手術では操作性の良いSを選択するが、サイナスリフトではLの方が骨新生量が多いと報告されているため[6]、Lを選択している。Bio-Ossは同重量であればLの方が容積が多く、多量の骨補填材料を使用するサイナスリフトにおいては、費用面でもメリットがある。

化学化合物を選択する場合は、HAとβ-TCPが混合されたセラタイトを使用している。その理由として、非吸収性のHAの顆粒間の骨新生量を増やすため、吸収・置換されやすいβ-TCPが混合されていることにメリットがあると考えるからである。

筆者は以前、これらの骨補填材料に自家骨を混ぜて用いていたが、その採取量には限界がある。また自家骨と骨補填材料の混合は新生骨形成のスピードでは有利であるが、骨補填材料単一の場合と比較して、インプラントの生存率などに差を認めないため[7]、現在は骨補填材料単一でのサイナスリフトを行っており、どちらの骨補填材料でも良好な結果が得られている。臨床実感としては、段階法（骨高径が3mm未満の場合に選択）のサイナスリフト後にインプラント埋入する際のドリリングの感触から、セラタイトの方が硬化が早いように感じる。

開窓部については、骨補填材料を充填した部分に軟組織が入り込み、骨新生量が少なくなるのを防ぐため、また開窓部からの骨補填材料の漏出を防止するために、メンブレンによる閉鎖を行っている。非吸収性メンブレンと吸収性メンブレンでは治療結果に差がないとの報告[8]から、筆者は、柔軟性があり水分を含むことで骨面と密着するBio-Gideをバリアメンブレンとして使用し、マットレス縫合で固定している。

また上顎洞粘膜の剥離時に穿孔が起きた場合も、リペアのために上顎洞粘膜と密着しやすいBio-Gideを使用している。

3 治癒期間と見極め方法

ITIトリートメントガイドでは[9]、サイナスリフトで骨補填材料のみを使用し、かつインプラントの同時埋入が可能であれば半年後に荷重を、段階法の場合は術後9〜12ヵ月にインプラント埋入、3ヵ月後に荷重を行うことが推奨されている。

筆者は、サイナスリフトと同時にインプラントを埋入する場合、半年後を目安に荷重を行う。段階法の場合はサイナスリフトから半年後に埋入を行い、その3ヵ月後に荷重を行う。これはサイナスリフトで骨補填材料のみを用いても、術後9ヵ月を超えると自家骨を併用した場合と骨化度という観点からは有意差がないとの報告[10]に基づく。上顎臼歯部の既存骨は骨質が疎であることも多く、増生骨の硬さも症例により差が非常に大きいというのが臨床実感としてあるため、筆者は、インプラント埋入時のドリリングの感触で増生骨の硬さを確認し、荷重までの期間を調整している。

4 本材料とメンブレンを選択した場合に留意すべき点

本法でもっとも懸念される術後偶発症は感染である。骨補填材料に感染が広がり強い上顎洞炎が起こった場合、患者に与える影響は重大なものとなる。手術手技はもちろん、患者による術後管理も確実に行い、そこまでしても感染が起きる可能性があること、それにともなう骨補填材料の除去、再手術、治療期間の長期化の可能性などを、術前に十分に説明しておく。また既存骨の骨高径が少なく、広範囲のサイナスリフトや複数本のインプラント埋入を行う症例で非吸収性の骨補填材料を用いると、骨量が変わらないというメリットの反面、後にインプラント周囲炎等で歯槽頂部の骨吸収が起き、新生骨に感染が広がった場合、周囲のインプラント体まで感染が波及するリスクも抱えている。本法が必要なケースは、通常のインプラント治療に比べ費用も期間もかかる傾向がある。手術やこれらのリスクについても、十分な説明が必要であろう。

症例の概要

　60歳女性。上顎臼歯部へのインプラント治療を希望し来院した。前医でインプラント治療は不可能と言われ、上顎臼歯部にはアタッチメント義歯が装着されていたが、毎日の取り外しのわずらわしさから解放されたいとの希望があった。全身状態は特に問題を認めない。

　CBCT像により解析を行ったところ、左右ともに上顎洞に異常はなく、上顎洞までの骨高径は右側は2～6mm、左側は3～6mmであった。

　4|は歯根が短く、エンドペリオ病変を認めたため抜歯とした。|5には大きな根尖病変があったが、歯内療法による保存を試みることとした。

　両側にサイナスリフトを行えばインプラント治療が可能だと判断し、765|67 にインプラントを埋入する計画とした。術前に、骨補填材料について患者に説明し、Bio-Ossとセラタイトのどちらを選択するか確認したところ、生物由来ではないセラタイトを希望した。同日に両側の上顎洞に対しラテラルアプローチでのサイナスリフトを行った。開窓部にセラタイトを充填し、Bio-Gideをバリアメンブレンとして用い、縫合閉鎖した。

　術後は経過良好だったため、半年後にインプラントを埋入し、3ヵ月後に 4|を抜歯、同時にプロビジョナルレストレーションを装着し、最終補綴装置装着に移行した。補綴装置は両側ともスクリューリテインのオールジルコニアである。

　現在、最終補綴装置装着から8年が経過するが、セラタイトに含有されているHAの効果で、増生された骨形態にほぼ変化はなく、安定した状態を保っている。

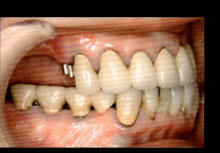
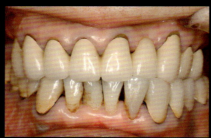
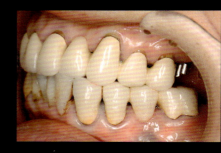
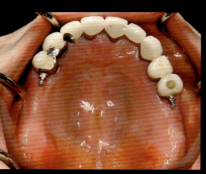
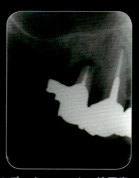
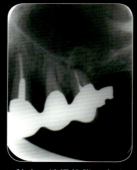

図1　初診時の口腔内写真と、両側臼歯部のデンタルエックス線写真。口腔内の清掃状態は良く、歯根破折の影響で深いプロービングデプスを示した 4|以外は、その値が3mm以内であった。患者は治療期間中もアタッチメント義歯の使用を継続することを希望し、上顎前歯部の補綴装置については再作製を希望しなかった。

Case 6 ラテラルアプローチによるサイナスフロアエレベーション　セラタイト（HA + β-TCP）× Bio-Gide

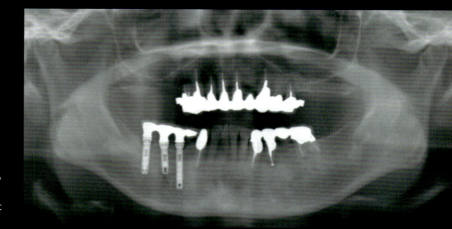

図2　初診時のパノラマエックス線写真。5｜の根尖病変が上顎洞に近接しており、上顎洞への感染リスクから抜歯を勧めたが、再根管治療で対応することとなった。

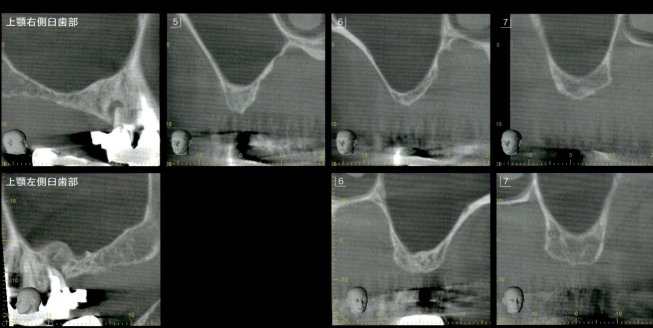

図3　初診時のCBCT像。両側とも上顎洞内に異変は認められず、形態もシンプルである。

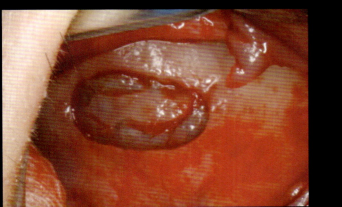
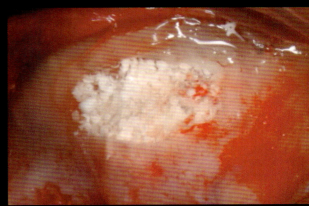

図4　上顎右側臼歯部のサイナスリフト施術時。当時はピエゾサージェリーがなく、回転式切削器具とサイナスボーンタンパーを用いた開窓を行っていた。当院での上顎洞粘膜穿孔率は、ピエゾサージェリー導入前17.4％（23症例中4症例）、導入後6.5％（46症例中3症例）と大きく改善している。血管を損傷する危険性が低く開窓部位の制限も少なくなるため、その有用性を実感している。

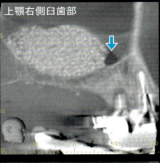
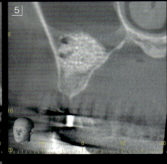
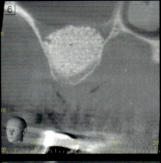
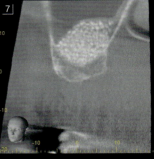
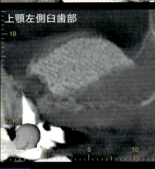
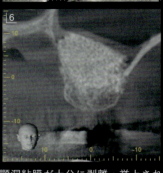
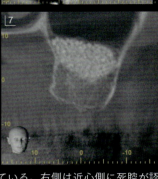

図5 サイナスリフト手術直後のCBCT像。両側とも口蓋側の上顎洞粘膜が十分に剥離・挙上されている。右側は近心側に死腔が認められる（矢印）。この程度であれば骨補填材料が自然に移動するため問題ないが、手術の際は死腔ができやすい近心側から骨補填材料の充填を行うことで防ぐことができる。

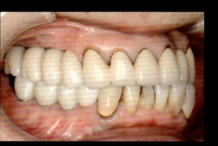
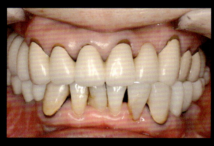
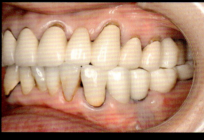
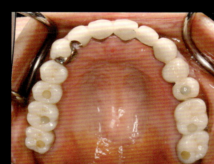
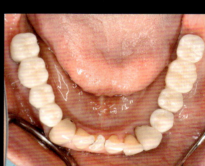

図6 最終補綴装置装着時の口腔内写真。下顎臼歯部の再治療も行っている。

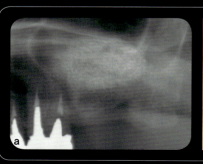
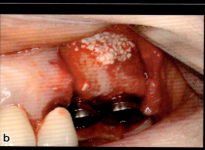

参考症例

74歳女性、セラタイトによる段階法のサイナスリフト実施（a）後に来院が途絶え、2年後にインプラント埋入を行った（b）。β-TCPは完全に骨に置換し、非吸収性のHAはそのまま残存して非常に硬い骨質になっていた。

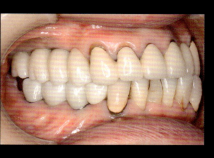
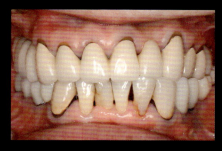
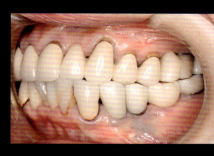
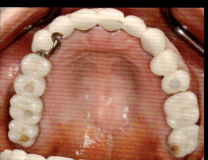
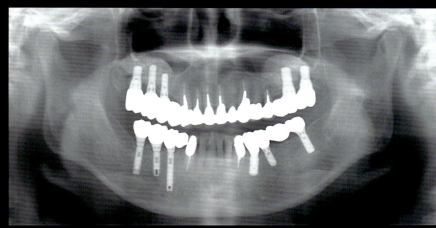
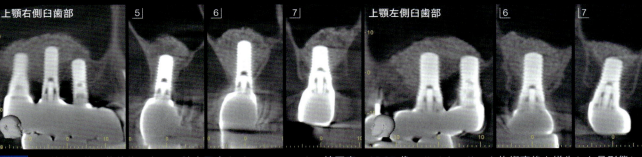

図7 最終補綴装置装着後8年の口腔内写真とパノラマエックス線写真、CBCT像。サイナスリフト施術直後と増生した骨形態にはほとんど変化がない。非吸収性のHAを含有したセラタイトを使用した効果である。

参考文献

1. Aghaloo TL, Moy PK. Which hard tissue augmentation techniques are the most successful in furnishing bony support for implant placement? Int J Oral Maxillofac Implants 2007;22 Suppl:49-70.

2. Al-Dajani M. Incidence, Risk Factors, and Complications of Schneiderian Membrane Perforation in Sinus Lift Surgery: A Meta-Analysis. Implant Dent 2016;25(3):409-415.

3. Wallace SS, Mazor Z, Froum SJ, Cho SC, Tarnow DP. Schneiderian membrane perforation rate during sinus elevation using piezosurgery: clinical results of 100 consecutive cases. Int J Periodontics Restorative Dent 2007;27(5):413-419.

4. Blus C, Szmukler-Moncler S, Salama M, Salama H, Garber D. Sinus bone grafting procedures using ultrasonic bone surgery: 5-year experience. Int J Periodontics Restorative Dent 2008;28(3):221-229.

5. Toscano NJ, Holtzclaw D, Rosen PS. The effect of piezoelectric use on open sinus lift perforation: a retrospective evaluation of 56 consecutively treated cases from private practices. J Periodontol 2010;81(1):167-171.

6. Testori T, Wallace SS, Trisi P, Capelli M, Zuffetti F, Del Fabbro M. Effect of xenograft (ABBM) particle size on vital bone formation following maxillary sinus augmentation: a multicenter, randomized, controlled, clinical histomorphometric trial. Int J Periodontics Restorative Dent 2013;33(4):467-475.

7. Danesh-Sani SA, Engebretson SP, Janal MN. Histomorphometric results of different grafting materials and effect of healing time on bone maturation after sinus floor augmentation: a systematic review and meta-analysis. J Periodontal Res. 2017;52(3):301-312.

8. Wallace SS, Froum SJ, Cho SC, Elian N, Monteiro D, Kim BS, Tarnow DP. Sinus augmentation utilizing anorganic bovine bone (Bio-Oss) with absorbable and nonabsorbable membranes placed over the lateral window: histomorphometric and clinical analyses. Int J Periodontics Restorative Dent 2005;25(6):551-559.

9. Chen S, Buser D, Wismeijer D(編), 黒江敏史, 上浦庸司, 勝山英明, 船越栄次(監訳). ITI Treatment Guide [Volume 5] 上顎洞底挙上術. 東京：クインテッセンス出版, 2012.

10. Handschel J, Simonowska M, Naujoks C, Depprich RA, Ommerborn MA, Meyer U, Kübler NR. A histomorphometric meta-analysis of sinus elevation with various grafting materials. Head Face Med 2009;5:12.

Case 7 審美領域への抜歯後即時インプラント埋入

Bio-Oss S × BIOMEND

増田 英人
Masuda Hideto

I 術式のポイント

　審美部位への抜歯後即時インプラント埋入（以下、即時埋入）は、術後の歯肉退縮のリスクが高い手法であるが、近年審美的な結果を得るために必要な条件が整理されてきている。
　Buserら[1]によると、唇側骨に欠損がなく、唇側骨に1mm以上の厚みがあり、なおかつ軟組織も厚い場合が即時埋入の適応症とされている。この条件下では、
- 唇側骨を温存するため、低侵襲に抜歯を行うこと
- 口蓋側寄りにインプラントを埋入し、唇側に2mm以上のギャップを作ること
- 初期固定が得られやすい形成、インプラント選択を行うこと
- 吸収の遅い骨補填材料をギャップに充填すること
- 軟組織の形態や歯間乳頭の高さをサポートするため即時プロビジョナルレストレーションを装着すること

などが審美的な結果を得るためのポイントである[2]。
　しかしながら、日常臨床でこれらの条件に該当することはまれである。唇側骨が薄い、欠損があるといった術後の歯肉退縮のリスクが高い[3]場合も、即時埋入を審美的に行うことができれば、患者にとって大きなメリットとなることは間違いない。そうした中、近年、唇側骨に裂開状骨欠損があっても良好な結果が得られたという報告がいくつかなされるようになった[4-6]。

　Kan[7]は、唇側骨に裂開状骨欠損がある場合に術後の歯肉退縮を起こさないようにするためのポイントとして、フラップレスではなくフラップを剥離すること、骨補填材料と吸収性メンブレンを用いてGBRを行うこと、さらにはCTGを行ってバイオタイプを変えることが一番安定すると述べている。
　筆者はこの考えに妥当性があると考える。まずインプラントが長期的に安定した審美的結果を維持するためには唇側に厚さ2mm以上の硬組織が必要である[8,9]。即時埋入しても唇側骨の術後骨吸収は避けられず、唇側に骨欠損がある場合はその吸収量を予測できないことから、唇舌幅の狭い前歯部におけるフラップレスでの対応には限界があるため、フラップを開けて唇側骨外側へオーバーにGBRを行うことが効果的である[5]。
　また、即時埋入時にCTGを併用することには歯肉退縮量を減らし、辺縁骨の吸収を抑制する効果が報告されている[10]。そのため現在、唇側骨に欠損がある場合や、欠損がなかったとしてもフラップレスでは唇側に硬組織の厚みが維持できない可能性がある場合には、フラップを開きGBRとCTGを併用した即時埋入を行っている。ではここで、全層弁を剥離するための切開ライン・フラップデザインについて考えたい。
　歯間乳頭温存型の切開・剥離方法には、歯間乳頭が温存でき、GBRやCTGも行いやすいというメリットがある一方で、瘢痕のない審美的な創面を得るのが技術的に難しく、歯頸部歯肉の血流が遮断されることに

より予期せぬ歯肉退縮を引き起こす危険も考えられる。

そこで筆者は、VISTAテクニック[11]を応用し可動粘膜内縦切開を用いたトンネリングフラップ（91ページ図5）を行うことで、良好な結果を得ている。具体的には、可動粘膜内に2本の縦切開を行い、「根尖方向／骨欠損のないところから」「トンネル状に」「歯頸部を越えるところまで」「全層弁で」剥離していく。

そうすることで、フラップを穿孔させたり、辺縁歯肉を裂開させてしまうリスクが減り、水平的な骨膜減張切開を加えなくとも唇側にGBRとCTGを行うためのスペース確保と、フラップを歯冠側に移動させるための可動性を歯頸部付近の血流を維持したままで得ることができる。本法を用いることで、審美的かつ低侵襲に術後の歯肉退縮のリスクを減らして即時埋入を行うことが可能となる。

2 本材料とメンブレンを選択した理由

本稿症例では、骨補填材料としてBio-Oss、吸収性メンブレンとしてBIOMENDを使用している。審美部位への即時埋入において重要なのは、唇側の骨のボリュームを長期的に維持することである。そのため、骨補填材料は長期的に吸収されにくいものが必要となる。非吸収性の骨補填材料にも種類がさまざまあるが、多くの文献的裏付けがあり、厚生労働省にも承認されているという点で、Bio-Ossを選択している。Bio-Ossの顆粒の大きさには2種類あるが、インプラントと抜歯窩のギャップへの充填のしやすさなどから小さいSを使用している。メンブレンは、可動粘膜縦切開からのトンネリングフラップに吸収性メンブレンを挿入し、骨欠損部に位置付けるには硬さとコシのある方が作業がしやすいため、BIOMENDを使用している。

3 治癒期間と見極め方法

抜歯後の歯槽堤骨吸収は、その大部分が抜歯後3ヵ月で起こるため、現時点では術後3ヵ月を目安にプロビジョナルレストレーションを外し、サブジンジバルカントゥアの調整と、オクルーザルコンタクトの付与を行うようにしている。軟組織調整過程のタイムスケジュールとしては、最低3ヵ月を目安とし、サブジンジバルカントゥアの調整後2～4週反応を待ち、最終調整後1ヵ月以上は変化がないことを確認したうえで最終印象を行っている[12]。

ローディングの実施や軟組織の調整への移行、最終補綴装置装着へと移行するまでの期間には、さまざまな条件を加味しなくてはいけないため明確な見極め方法はないが、当院で使用しているSLActive（ストローマン）の表面性状はオッセオインテグレーションまでの期間が短く、即時埋入・即時プロビジョナルレストレーションを行うのは40N以上の埋入トルクが得られたケースに限っていること、小さな範囲のGBRであることから、より短期間での治療も可能かもしれない。治療期間短縮が可能であれば患者にとって大きなメリットとなるが、審美部位の治療では、慎重を期して現時点では前述の期間としている。インプラント埋入と同時にプロビジョナルレストレーションを装着しているため、患者が審美的に大きな問題を訴えることはない。

4 本材料とメンブレンを選択した場合に留意すべき点

Bio-Oss、BIOMENDは共に厚生労働省が承認済みの材料ではあるが、インプラントにおいては適応外使用であること、生物由来の材料であることに患者の同意を得ることが使用にあたっての注意点であると考える。当院では上記問題に加え、長期的に使用されており、さまざまな文献に裏付けられている材料であることも患者に説明したうえで同意を得ている。

本稿症例のように、前歯部にインプラント治療を行うにあたって「審美的な結果」を求める患者に対しても、適切な説明を行っていれば本材料の使用を拒絶されたことはない。適応外使用とはいえ厚生労働省が承認してからは、以前に比べて本材料の使用に患者の理解が得られやすくもなっている。

症例の概要

　60歳女性。1ヵ月前に受けた外傷がきっかけで、1⎤の自発痛及び動揺を主訴に来院した。口腔内所見では唇側の歯肉にサイナストラクトがあり、歯冠が大きく唇側に動揺する。頬側遠心隅角部にプローブが8mm入ることから、垂直的な歯根破折と診断した。CBCT像で解析を行ったところ、破折の影響で同部唇側に幅の広い裂開状骨欠損を認めたため、抜歯適応と判断しインプラント治療を行うこととなった。既存骨で十分な初期固定を得ることはできるが、幅の広い裂開状骨欠損がある部位への抜歯後即時インプラント埋入は、術後の歯肉退縮のリスクが非常に高い[3]ため、施術にあたっては注意が必要である。そこで可動粘膜内縦切開を用いたトンネリングフラップを応用し、GBRとCTGを併用することで十分な硬・軟組織の厚みを獲得し、安定した審美的結果を維持できるように抜歯後即時埋入を行った。

　現在は最終補綴装置装着後1年半になるが、歯肉退縮を起こすことなく、口腔内写真咬合面観では天然歯以上に唇側のボリュームを得られていることが確認できる。抜歯後即時埋入においてもフラップを剥離し、GBRとCTGを併用した効果である。まだ短期の経過ではあるが、安定した状態を維持することができている。

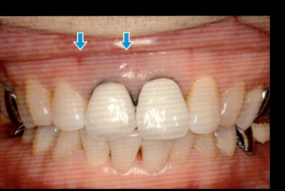

図1　初診時の口腔内写真正面観。2ヵ所にサイナストラクトが存在する。

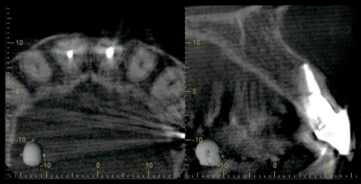

図2　初診時のCBCT像。唇側骨には幅の広い欠損が認められる。Kanら[3]による分類ではU-shaped、Elianら[6]による分類ではType IIの骨欠損となる。

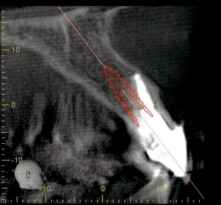

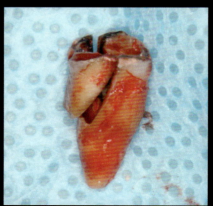

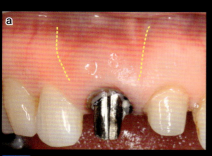 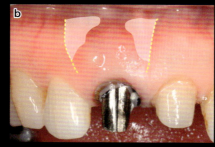 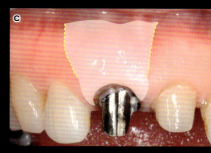

図5 可動粘膜内縦切開を用いたトンネリングフラップ。下記のメリットを有する。
・歯頸部の目立つ領域に瘢痕ができないという審美的なメリット
・可動粘膜に縦切開を入れることで、それだけで歯肉弁を歯冠側に移動できるようになり、かつ歯頸部付近の血流は遮断されないため、術後の歯肉退縮リスクを減らせるというメリット
・骨膜の水平的な減張切開を行わないため、術後腫れにくく低侵襲であるというメリット

a：まず唇側の骨欠損部から離れた部分に2本の可動粘膜内縦切開（黄色破線）を加える。
b：剥離のしやすい根尖方向から全層弁を剥離（白部分）していく。これにより歯肉弁を裂開させる危険性が低くなる。
c：歯頸部を越える部分までフラップを全層弁で完全に剥離することで、可動性と、GBRやCTGを行うスペースが確保できる。

図6 骨欠損から離れた部位に可動粘膜内縦切開を2ヵ所加え、ここからトンネリングフラップを形成する。

図7 骨欠損から離れた部分から全層弁を開くことで、容易に剥離できる。フラップが歯冠側に移動していることが確認できる。その後ピエゾも用い、抜歯窩はもちろんのこと、唇側骨の外側も徹底的に掻把した。

図8 インプラント埋入時の口腔内写真正面観と咬合面観。術後の骨吸収も見越しつつ、可能な範囲で口蓋側寄りにインプラントを埋入する。

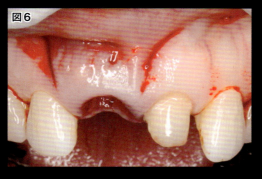 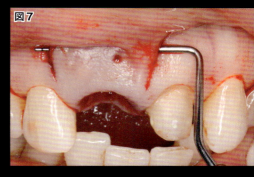

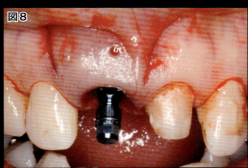 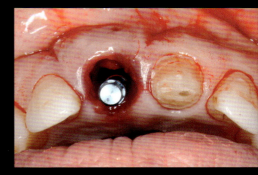

図9 **a**：BLTインプラント（ストローマン）用のドリルはストレートスレッドであり、自家骨の採取も可能である。
b：骨欠損部を十分に覆う大きさの吸収性メンブレンを使用する。トンネリングフラップ内に位置づけるため、サイズが小さいと骨補填材料充填時にメンブレンがずれ、設置部位の調整がしづらい。

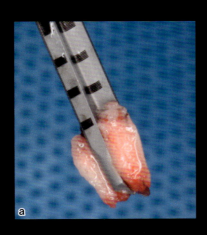 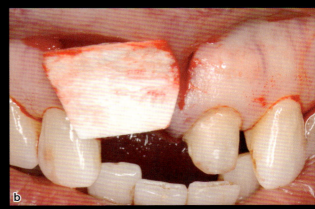

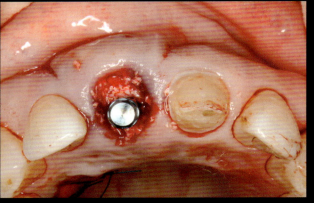
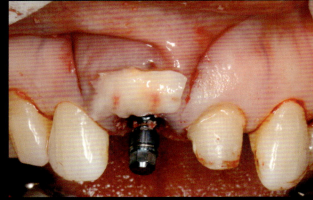

図10 唇側の歯槽骨には、骨補填材料をオーバーに充填するのがポイントである。唇側のボリュームが増しているのが確認できる。

図11 軟組織の厚みを増すためにCTGも行う。大きなサイズのCTGは使わず、歯頸部付近に位置付ける。血流を考慮し、近遠心的に幅の広いCTGを使うことで位置付けがしやすくなる。

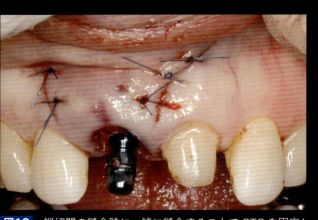
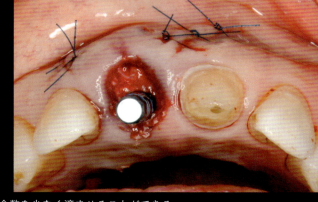

図12 縦切開の縫合時に一緒に縫合することでCTGを固定し、縫合数を少なく済ませることができる。

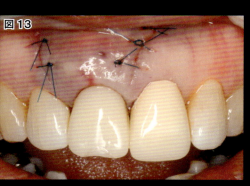
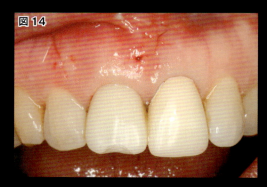
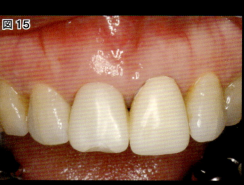
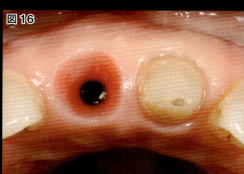

図13 歯間乳頭の高さや軟組織の形態をサポートするため、プロビジョナルレストレーションを装着し、手術を終えた。

図14 術後1週の口腔内写真正面観。フラップを完全に離断せず、水平的な骨膜減張切開も加えていないため、早期の創傷治癒が確認できる。術後の腫脹もほとんどなく経過した。

図15 術後3週の口腔内写真正面観。

図16 術後3ヵ月、プロビジョナルレストレーション除去時の口腔内写真咬合面観。健康的なボリュームのある歯肉が確認できる。

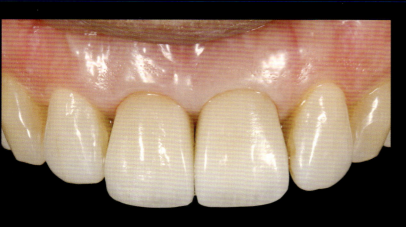
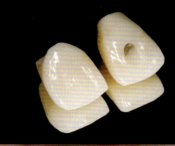
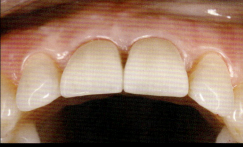

図17 最終補綴装置装着時の口腔内写真。角度補正システムを用い、アクセスホールを舌側に傾斜させることで、スクリューリテインタイプの補綴治療を行った。

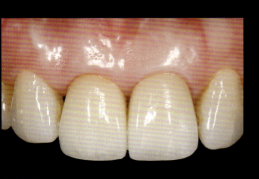
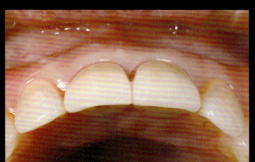
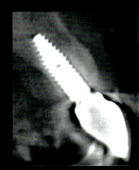

図18 最終補綴装置装着後1年半の口腔内写真とCBCT像。歯肉退縮を起こすことなく、安定した状態を維持している。CBCT像では、唇側に十分な厚みの硬組織が確認できる。

参考文献

1. Buser D, Chappuis V, Belser UC, Chen S. Implant placement post extraction in esthetic single tooth sites: when immediate, when early, when late? Periodontol 2000 2017;73(1):84-102.

2. Levine RA, Ganeles J, Gonzaga L, Kan JK, Randel H, Evans CD, Chen ST. 10 Keys for Successful Esthetic-Zone Single Immediate Implants. Compend Contin Educ Dent 2017;38(4):248-260.

3. Kan JY, Rungcharassaeng K, Sclar A, Lozada JL. Effects of the facial osseous defect morphology on gingival dynamics after immediate tooth replacement and guided bone regeneration: 1-year results. J Oral Maxillofac Surg 2007;65(7 Suppl 1):13-19.

4. Waki T, Kan JY. Immediate placement and provisionalization of maxillary anterior single implant with guided bone regeneration, connective tissue graft, and coronally positioned flap procedures.Int J Esthet Dent 2016;11(2):174-185.

5. Takai Y, Ouhara K, Movila A, Kawai T. Retrospective Case Series Analysis to Evaluate Ridge Augmentation Procedure Applied to Immediate Implant Placement in the Esthetic Zone: Five-Year Longitudinal Evaluation Using Cone Beam Computed Tomography. Int J Periodontics Restorative Dent 2017;37(4):521-530.

6. Elian N, Cho SC, Froum S, Smith RB, Tarnow DP. A simplified socket classification and repair technique. Pract Proced Aesthet Dent. 2007;19(2):99 104.

7. 森本太一郎, Joseph Y. K. Kan. 上顎前歯部の抜歯後単独インプラント即時埋入・即時負荷を再検討する―CBCTを用いた術前・術後の唇側骨形態の変化に及ぼす影響の分析―. Quintessence DENTAL Implantology 2017;24(2):30-44.

8. Grunder U, Gracis S, Capelli M. Influence of the 3-D bone-to-implant relationship on esthetics. Int J Periodontics Restorative Dent 2005;25(2):113-119.

9. Miyamoto Y, Obama T. Dental cone beam computed tomography analyses of postoperative labial bone thickness in maxillary anterior implants: comparing immediate and delayed implant placement. Int J Periodontics Restorative Dent 2011;31(3):215-225.

10. Levine RA, Ganeles J, Kan J, Fava PL. 10 Keys for Successful Esthetic-Zone Single Implants: Importance of Biotype Conversion for Lasting Success. Compend Contin Educ Dent 2018;39(8):522-530.

11. Zadeh HH. Minimally invasive treatment of maxillary anterior gingival recession defects by vestibular incision subperiosteal tunnel access and platelet-derived growth factor BB. Int J Periodontics Restorative Dent 2011;31(6):653-660.

12. D. Buser, U. Belser, D. Wismeijer(編), 勝山英明, 船越栄次(監訳). ITI Treatment Guide Volume 1 審美領域におけるインプラント治療 単独歯欠損修復. 東京：クインテッセンス出版, 2007.

索引

[あ]

圧縮強度	11
アパセラム	10, 11
アパセラム－AX	10, 11
アパタイトーウォラスナイト(A-W)結晶化ガラス	11
アローボーン－β－デンタル	10, 19
異種骨	9
ウルトラフレックスメッシュプレート	36
エナメルマトリックスデリバティブ(エムドゲイン)	66
延伸多孔質ポリテトラフルオロエチレン(ePTFE)	13, 14
オープンバリアメンブレン	14
オスフィール	18
オスフェリオン	10, 18
オトガイ孔	52, 53
オトガイ神経麻痺	52
オンレーインターポジショナルグラフト	61

[か]

開窓型骨欠損	13
ガイデッドサージェリー	66
気孔間連通性	11
気孔率	11
記述研究	27
吸収性骨補填材料	28
吸収性メンブレン	15, 34
矯正的挺出	66, 68
クレスタルアプローチ	82
クロスリンクコラーゲン	14
クロスリンクコラーゲンメンブレン	15
結合組織移植術	72
減張切開	71, 74
コーケンティッシュガイド	14, 35
後上歯槽動脈損傷	82
骨形成能	8
骨伝導能	8
骨膜垂直マットレス縫合テクニック	44
骨膜水平マットレス縫合(骨膜垂直マットレス縫合変法)	48
骨誘導能	8
コラーゲン	15
コラーゲンメンブレン	15

[さ]

サージカルステント	70
サイトランスグラニュール	10, 20
サイナスフロアエレベーション	28, 74
サイナスリフト	82
ジーシーメンブレン	14, 35
自家骨	8
自家骨移植の合併症	8
自家骨の構成	8
システマティックレビュー	40
上顎洞炎	83
上顎洞底挙上術	26
上顎洞粘膜の穿孔	82
上皮－上皮下結合組織移植片	61
上皮－上皮下結合組織移植片パンチテクニック	61
上皮－上皮下結合組織移植片を用いるオンレーインターポジショナルグラフト	61
人工骨	9, 10
スプリットマウスデザイン	41
生体活性材料(bioactive materials)	10
生体遮断膜	14
セラソルブ	10, 19
セラフォーム(セラタイト)	10, 12, 21, 83
セラボーン A-W	10
ソーセージテクニック	74
束状骨	18
組織再生の三要素	12

[た]

他家骨	8
脱灰凍結乾燥骨(DFDBA)	9
炭酸アパタイト	10, 12, 20
チタン強化型メンブレン	14
チタンスクリューピンシステム	74, 75
チタンマイクロメッシュ	14, 15
チタンメッシュ	15, 36
チタンメンブレン	15
デコルチケーション⇒皮質骨穿孔	
テルフィール	18
凍結乾燥骨(FDBA)	9
同種骨	8

[な]

二重盲検ランダム化比較臨床試験	40
二相セラミックス	10
ネオボーン	10, 21

[は]

バーティカルリッジオグメンテーション	26, 27
バイオアクティブガラス	10
バイオガラス(bioglass)	10
バイオセラミックス	9
バイオペックス－R	22
ハイドロキシアパタイト(HA：hydroxyapatite)	8, 11, 21
抜歯後即時インプラント埋入(即時埋入)	88
皮質骨穿孔	56, 70, 78
非吸収性骨補填材料	28

非吸収性メンブレン	14, 36
副オトガイ孔	53
分析疫学的研究	27
ボーンジェクト	23
ボーンタイト	21
ポジションインデックス	72
ポリ乳酸/ポリグリコール酸およびその共重合体	15
ポリ乳酸メンブレン	15

[ま]

ミリポアフィルター	13, 14
メンブレン	12, 15
メンブレンの特性	12

[ら]

ラット頭頂骨 GBA(guided bone augmentation)モデル	29
ラテラルアプローチ	82
ラテラルインシジョンテクニック	52
ラテラルインシジョンテクニック変法	52
ラテラルリッジオグメンテーション	52
ラバーダム	14
ランダム化臨床試験	40
リッジプリザベーション	14, 26, 60, 61, 66, 67
リフィット	10, 11
硫酸カルシウム	10
リン酸三カルシウム(TCP)	11
裂開型骨欠損	13
連通気孔	18

[ABC]

Alloderm	14
Alloderm GBR	37
A-W 結晶化ガラス	10
Bio-Gide	14, 35, 74
BIOMEND	14, 34
BIOMEND Extend	37
Bio-Oss	9, 10, 22, 29, 61, 74, 83
Bio-Oss collagen	61
cerabone (セラボーン)	23
Cytoplast	14, 37
dense polytetrafluoroethylene (dPTFE)	14, 37
expanded polytetrafluoroethylene (ePTFE) ⇒ 延伸多孔質ポリテトラフルオロエチレン (ePTFE)	
GBR (guided bone regeneration)法	12
Gore-Tex メンブレン	34
GTR (guided tissue regeneration)法	12, 13
Guidor	14
Interpore200	9, 10
Jason membrane	37
Jeil Ti メッシュ	36
nRCT(非ランダム化比較試験)	26
Oragraft(オラグラフト)	23
Ossix plus	37
Osteogenics	14
PLATON パールボーン	10, 20
RCT(ランダム化比較試験)	26
Resolut	14
SLA キット	77
SR/MA(システマティックレビュー/ランダム化比較試験のメタアナリシス)	26
TCP(tricalcium phosphate)⇒ リン酸三カルシウム(TCP)	
Ti ハニカムメンブレン	36
Zucchelli テクニック	60
α-TCP	12
β-TCP	11, 18

[人名]

Akao〈1976〉HA の生体骨との結合発見	10, 11
Albee〈1920〉TCP の最初の報告	10, 11
Bhaskar ら〈1971〉TCP の人工骨応用	10, 11
Boyne〈1969〉チタンメッシュによる最初の顎骨再建	14
Buser ら〈1990〉ラテラルインシジョンテクニック	52
Dahlin ら〈1988〉GBR 法最初の動物実験	13
Darby ら〈2009〉Bio-Oss 併用のリッジプリザベーション	61
Grenoble〈1974〉カーボンの骨補填材料の応用	10
Groot ら〈1977〉β-TCP の骨結合発見	10, 11
Hench ら〈1971〉ガラスと骨の結合発見	10
Jacho〈1976〉HA と骨の結合発見	10, 11
Lee〈1920〉TCP の最初の報告	10
LeGeros と Daculsi〈1988〉二相セラミックス開発	10, 12
Meekren〈1682〉最初の骨移植報告	9, 10
Melcher(の仮説)〈1976〉歯周組織再生	13, 14, 34
Nyman ら〈1982〉GTR 法の最初の臨床報告	13
Nyman ら〈1990〉GBR 法の最初の臨床報告	13
Peltier〈1961〉硫酸カルシウム移植報告	10
Poncet〈1887〉他家骨移植の最初の報告	8, 10
Urban〈2013〉ソーセージテクニック	35, 74
Urist ら〈1975〉DFDBA の最初の報告	9
Zahedi ら〈1998〉クロスリンクコラーゲン提言	14
Zitzmann〈1997〉インプラント埋入同時 GBR 法(吸収性 vs 非吸収性メンブレン)	14
小久保ら〈1982〉A-W 結晶化ガラス開発	10
門間ら〈1976〉α-TCP の水和硬化発見	12

クインテッセンス出版の書籍・雑誌は、歯学書専用
通販サイト『歯学書.COM』にてご購入いただけます。

PCからのアクセスは…

歯学書　検索

携帯電話からのアクセスは…
QRコードからモバイルサイトへ

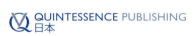

骨補填材料＆メンブレンの歴史的変遷と最新トレンド
歯槽堤再生のための最適な材料および術式とは？

2019年3月10日　　第1版第1刷発行
2020年12月10日　　第1版第2刷発行

監　　著	岩野義弘／小田師巳
著　　者	岡田素平太／増田英人
発 行 人	北峯康充
発 行 所	クインテッセンス出版株式会社
	東京都文京区本郷3丁目2番6号　〒113-0033
	クイントハウスビル　電話(03)5842-2270(代表)
	(03)5842-2272(営業部)
	(03)5842-2276(編集部)
	web page address　https://www.quint-j.co.jp/
印刷・製本	株式会社創英

©2019　クインテッセンス出版株式会社　　　　禁無断転載・複写
Printed in Japan　　　　　　　　　　　　　　落丁本・乱丁本はお取り替えします
ISBN978-4-7812-0669-1　C3047　　　　　　　定価はカバーに表示してあります